Anatomie Band 2

ZNS, Teil 1

Autor: Andreas Martin

Herausgeber:
MEDI-LEARN
Bahnhofstraße 26b, 35037 Marburg/Lahn

Herstellung:
MEDI-LEARN Kiel
Olbrichtweg 11, 24145 Kiel
Tel: 04 31/780 25-0, Fax: 04 31/780 25-27
E-Mail: redaktion@medi-learn.de, www.medi-learn.de

Verlagsredaktion: Dr. Waltraud Haberberger, Jens Plasger, Christian Weier, Tobias Happ
Fachlicher Beirat: PD Dr. Rainer Viktor Haberberger
Lektorat: Eva Drude
Grafiker: Irina Kart, Dr. Günter Körtner, Alexander Dospil, Christine Marx
Layout und Satz: Kjell Wierig, Thorben Kühl, Angelika Lehle
Illustration: Daniel Lüdeling, Rippenspreizer.com
Druck: Druckerei Wenzel, Marburg

1. Auflage 2007

ISBN-10: 3-938802-11-1
ISBN-13: 978-3-938802-11-3

Wichtiger Hinweis für alle Leser

Die Medizin ist als Naturwissenschaft ständigen Veränderungen und Neuerungen unterworfen. Sowohl die Forschung als auch klinische Erfahrungen führen dazu, dass der Wissensstand ständig erweitert wird. Dies gilt insbesondere für medikamentöse Therapie und andere Behandlungen. Alle Dosierungen oder Angaben in diesem Buch unterliegen diesen Veränderungen.
Obwohl das MEDI-LEARN-Team größte Sorgfalt in Bezug auf die Angabe von Dosierungen oder Applikationen hat walten lassen, kann es hierfür keine Gewähr übernehmen. Jeder Leser ist angehalten, durch genaue Lektüre der Beipackzettel oder Rücksprache mit einem Spezialisten zu überprüfen, ob die Dosierung oder die Applikationsdauer oder -menge zutrifft. **Jede Dosierung oder Applikation erfolgt auf eigene Gefahr des Benutzers**. Sollten Fehler auffallen, bitten wir dringend darum, uns darüber in Kenntnis zu setzen.

Vorwort

Liebe Leserinnen und Leser,
da ihr euch entschlossen habt, den steinigen Weg zum Medicus zu beschreiten, müsst ihr euch früher oder später sowohl gedanklich als auch praktisch mit den wirklich üblen Begleiterscheinungen dieses ansonsten spannenden Studiums auseinander setzen, z.B. dem Physikum.
Mit einer Durchfallquote von ca. 25% ist das Physikum die unangefochtene Nummer eins in der Hitliste der zahlreichen Selektionsmechanismen.
Grund genug für uns, euch durch die vorliegende Skriptenreihe mit insgesamt 31 Bänden fachlich und lernstrategisch unter die Arme zu greifen. Die 30 Fachbände beschäftigen sich mit den Fächern Physik, Physiologie, Chemie, Biochemie, Biologie, Histologie, Anatomie und Psychologie/Soziologie. Ein gesonderter Band der MEDI-LEARN Skriptenreihe widmet sich ausführlich den Themen Lernstrategien, MC-Techniken und Prüfungsrhetorik.
Aus unserer langjährigen Arbeit im Bereich professioneller Prüfungsvorbereitung sind uns die Probleme der Studenten im Vorfeld des Physikums bestens bekannt. Angesichts des enormen Lernstoffs ist klar, dass nicht 100% jedes Prüfungsfachs gelernt werden können. Weit weniger klar ist dagegen, wie eine Minimierung der Faktenflut bei gleichzeitiger Maximierung der Bestehenschancen zu bewerkstelligen ist.
Mit der MEDI-LEARN Skriptenreihe zur Vorbereitung auf das Physikum haben wir dieses Problem für euch gelöst. Unsere Autoren haben durch die Analyse der bisherigen Examina den examensrelevanten Stoff für jedes Prüfungsfach herausgefiltert. Auf diese Weise sind Skripte entstanden, die eine kurze und prägnante Darstellung des Prüfungsstoffs liefern.
Um auch den mündlichen Teil der Physikumsprüfung nicht aus dem Auge zu verlieren, wurden die Bände jeweils um Themen ergänzt, die für die mündliche Prüfung von Bedeutung sind.
Zusammenfassend können wir feststellen, dass die Kenntnis der in den Bänden gesammelten Fachinformationen genügt, um das Examen gut zu bestehen.
Grundsätzlich empfehlen wir, die Examensvorbereitung in drei Phasen zu gliedern. Dies setzt voraus, dass man mit der Vorbereitung schon zu Semesterbeginn (z.B. im April für das August-Examen bzw. im Oktober für das März-Examen) startet. Wenn nur die Semesterferien für die Examensvorbereitung zur Verfügung stehen, sollte direkt wie unten beschrieben mit Phase 2 begonnen werden.

- **Phase 1:** Die erste Phase der Examensvorbereitung ist der **Erarbeitung des Lernstoffs** gewidmet. Wer zu Semesterbeginn anfängt zu lernen, hat bis zur schriftlichen Prüfung je **drei Tage für die Erarbeitung jedes Skriptes** zur Verfügung. Möglicherweise werden einzelne Skripte in weniger Zeit zu bewältigen sein, dafür bleibt dann mehr Zeit für andere Themen oder Fächer. Während der Erarbeitungsphase ist es sinnvoll, einzelne Sachverhalte durch die punktuelle Lektüre eines Lehrbuchs zu ergänzen. Allerdings sollte sich diese punktuelle Lektüre an den in den Skripten dargestellten Themen orientieren!
  Zur **Festigung des Gelernten** empfehlen wir, bereits in dieser ersten Lernphase **themenweise zu kreuzen**. Während der Arbeit mit dem Skript Anatomie sollen z.B. beim Thema „Hirnnerven" auch schon Prüfungsfragen zu diesem Thema bearbeitet werden. Als Fragensammlung empfehlen wir in dieser Phase die „Schwarzen Reihen". Die jüngsten drei Examina sollten dabei jedoch ausgelassen und für den Endspurt (= Phase 3) aufgehoben werden.

- **Phase 2**: Die zweite Phase setzt mit Beginn der Semesterferien ein. Zur **Festigung und Vertiefung des Gelernten** empfehlen wir, **täglich ein Skript zu wiederholen und parallel examensweise das betreffende Fach zu kreuzen**. Während der Bearbeitung der Anatomie (hierfür sind sieben bis acht Tage vorgesehen) empfehlen wir, pro Tag jeweils ALLE Anatomiefragen eines Altexamens zu kreuzen. Bitte hebt euch auch hier die drei aktuellsten Examina für Phase 3 auf.
  Der Lernzuwachs durch dieses Verfahren wird von Tag zu Tag deutlicher erkennbar. Natürlich wird man zu Beginn der Arbeit im Fach Anatomie durch die tägliche Bearbeitung eines kompletten Examens mit Themen konfrontiert, die möglicherweise erst in den kommenden Tagen wiederholt werden. Dennoch ist diese Vorgehensweise sinnvoll, da die Vorab-Beschäftigung mit noch zu wiederholenden Themen deren Verarbeitungstiefe fördert.

- **Phase 3:** In der dritten und letzten Lernphase sollten **die aktuellsten drei Examina tageweise gekreuzt** werden. Praktisch bedeutet dies, dass im tageweisen Wechsel Tag 1 und Tag 2 der aktuellsten Examina bearbeitet werden sollen. Im Bedarfsfall können einzelne Prüfungsinhalte in den Skripten nachgeschlagen werden.

- Als **Vorbereitung auf die mündliche Prüfung** können die in den Skripten enthaltenen „Basics fürs Mündliche" wiederholt werden.

Wir wünschen allen Leserinnen und Lesern eine erfolgreiche Prüfungsvorbereitung und viel Glück für das bevorstehende Examen!

Euer MEDI-LEARN-Team

Online-Service zur Skriptenreihe

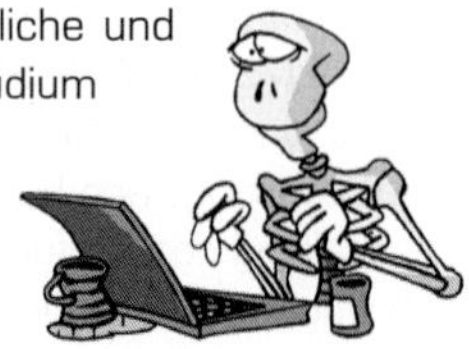

Die mehrbändige MEDI-LEARN Skriptenreihe zum Physikum ist eine wertvolle fachliche und lernstrategische Hilfestellung, um die berüchtigte erste Prüfungshürde im Medizinstudium sicher zu nehmen.
Um die Arbeit mit den Skripten noch angenehmer zu gestalten, bietet ein spezieller Online-Bereich auf den MEDI-LEARN Webseiten ab sofort einen erweiterten Service. Welche erweiterten Funktionen ihr dort findet und wie ihr damit zusätzlichen Nutzen aus den Skripten ziehen könnt, möchten wir euch im Folgenden kurz erläutern.

Volltext-Suche über alle Skripte
Sämtliche Bände der Skriptenreihe sind in eine Volltext-Suche integriert und bequem online recherchierbar: Ganz gleich, ob ihr fächerübergreifende Themen noch einmal Revue passieren lassen oder einzelne Themen punktgenau nachschlagen möchtet: Mit der Volltext-Suche bieten wir euch ein Tool mit hohem Funktionsumfang, das Recherche und Rekapitulation wesentlich erleichtert.

Digitales Bildarchiv
Sämtliche Abbildungen der Skriptenreihe stehen euch auch als hochauflösende Grafiken zum kostenlosen Download zur Verfügung. Das Bildmaterial liegt in höchster Qualität zum großformatigen Ausdruck bereit. So könnt ihr die Abbildungen zusätzlich beschriften, farblich markieren oder mit Anmerkungen versehen. Ebenso wie der Volltext sind auch die Abbildungen über die Suchfunktion recherchierbar.

Ergänzungen aus den aktuellen Examina
Die Bände der Skriptenreihe werden in regelmäßigen Abständen von den Autoren online aktualisiert. Die Einarbeitung von Fakten und Informationen aus den aktuellen Fragen sorgt dafür, dass die Skriptenreihe immer auf dem neuesten Stand bleibt. Auf diese Weise könnt ihr eure Lernarbeit stets an den aktuellsten Erkenntnissen und Fragentendenzen orientieren.

Errata-Liste
Sollte uns trotz eines mehrstufigen Systems zur Sicherung der inhaltlichen Qualität unserer Skripte ein Fehler unterlaufen sein, wird dieser unmittelbar nach seinem Bekanntwerden im Internet veröffentlicht. Auf diese Weise ist sicher gestellt, dass unsere Skripte nur fachlich korrekte Aussagen enthalten, auf die ihr in der Prüfung verlässlich Bezug nehmen könnt.

Den Onlinebereich zur Skriptenreihe findet ihr unter www.medi-learn.de/skripte

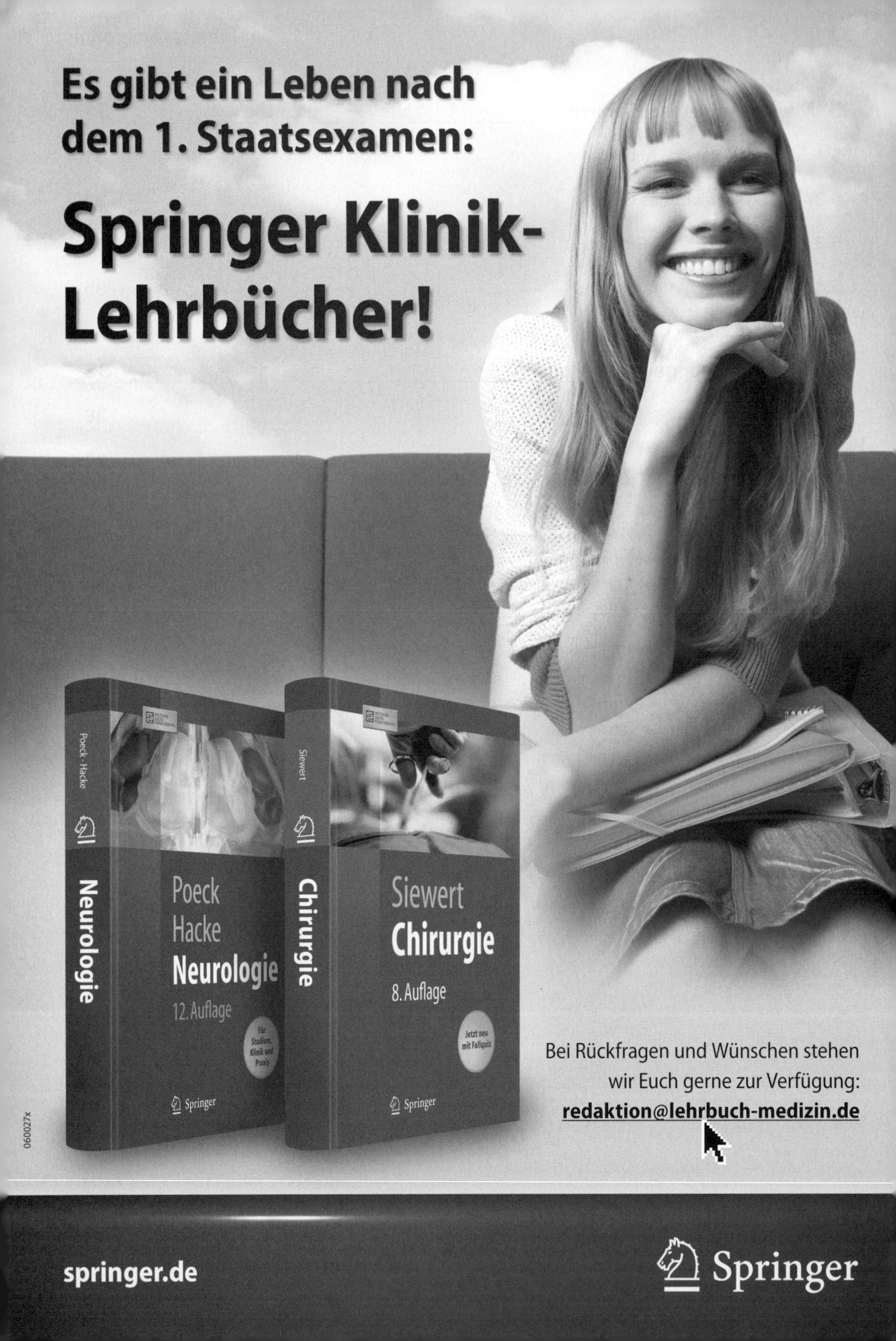
Es gibt ein Leben nach
dem 1. Staatsexamen:
Springer Klinik-
Lehrbücher!
Poeck · Hacke
Neurologie
Poeck
Hacke
Neurologie
12. Auflage
Für Studium, Klinik und Praxis
Springer
Siewert
Chirurgie
Siewert
Chirurgie
8. Auflage
Jetzt neu mit Fallquiz
Springer
Bei Rückfragen und Wünschen stehen
wir Euch gerne zur Verfügung:
redaktion@lehrbuch-medizin.de
060027x
springer.de
Springer

1 Bestandteile und Aufbau des ZNS

Dieses Kapitel soll euch einen groben Überblick über das Nervensystem geben. Besprochen werden die Gliederung des Nervensystems nach verschiedenen Gesichtspunkten, der Aufbau eines Neurons, verschiedene Typen von Neuronen und die Markscheidenbildung.
Weiterführende histologische Details findet ihr im Skript Histologie 2.

1.1 Gliederung des Nervensystems

Das Nervensystem kann unterteilt werden in
- das zentrale Nervensystem (= ZNS) und
- das periphere Nervensystem (= PNS).

Eine weitere Einteilungsmöglichkeit des Nervensystems ist die in
- das somatische Nervensystem und
- das vegetative Nervensystem.

1.1.1 Zentrales Nervensystem

Das zentrale Nervensystem umfasst Gehirn und Rückenmark, die beide von den Meningen (= Hirn-/Rückenmarkshäuten) umschlossen werden und im Liquor cerebrospinalis (= Hirnwasser) schwimmen. Nach außen sind sie durch den Schädel/die Wirbelsäule vor direkter Verletzung geschützt. Dadurch werden Schädigungen wie z. B. durch Stoß oder Schlag wirkungsvoll minimiert. Makroskopisch lassen sich im ZNS graue von weißer Substanz (Unterschied zwischen Gehirn und Rückenmark, s. 1.4, S. 6) sowie Rinde, Mark und Kerngebiete unterscheiden.

1.1.2 Peripheres Nervensystem

Das periphere Nervensystem hat 2 Aufgaben:
- die Sensibilität und
- die Motorik.

Es empfängt Reize aus der Peripherie und leitet diese an das ZNS weiter (= Sensibilität). Gleichzeitig leitet es die Impulse des ZNS in die Peripherie mit nachfolgender Muskelkontraktion (= Motorik). Um diesen großen Aufgaben gerecht zu werden, hat der Körper eine Vielzahl von Nerven, die entweder sensible oder motorische oder beide Qualitäten aufweisen (s. Skript Anatomie 5).

1.1.3 Somatisches Nervensystem

Das somatische Nervensystem (= animalisches Nervensystem) dient der willkürlichen Anspannung der Muskeln und der bewussten (= sensiblen) Wahrnehmung aus der Peripherie.

Übrigens...
Das somatische Nervensystem findet sich sowohl im ZNS als auch im PNS.

1.1.4 Vegetatives Nervensystem

Statt vegetativ werden auch die Begriffe autonom und viszeral synonym verwandt. Viscera kommt aus dem Lateinischen und bedeutet Eingeweide. Damit erklärt sich die Funktion des vegetativen Nervensystems fast von allein: Es steuert unbewusst und unwillkürlich die inneren Organe und dient damit der Lebenserhaltung.

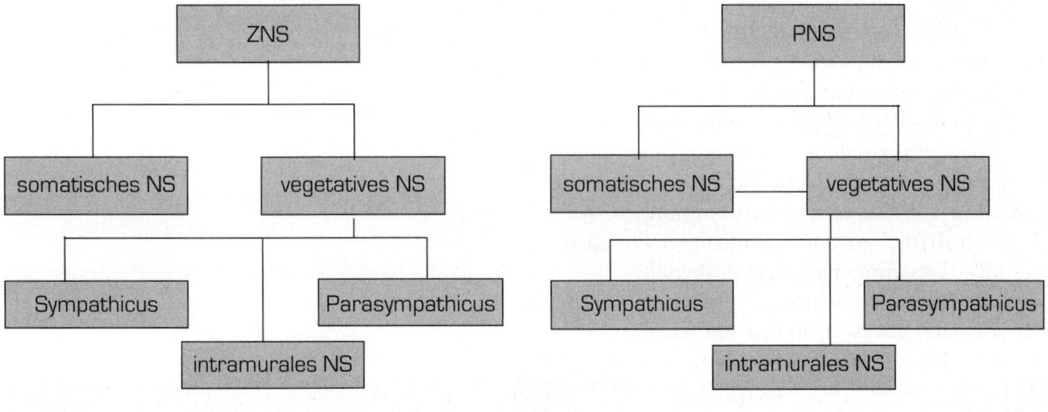

Abb. 1: hierarchische Gliederung des Nervensystems

MERKE:
- Der Sympathicus lässt die Pupillen weit werden, Darmtätigkeit, Harn- und Stuhldrang werden unterdrückt, die Haut beginnt zu schwitzen, Herzfrequenz und Atmung werden schneller, die Muskeldurchblutung steigt.
- Der Parasympathicus verengt die Pupillen, die Darmtätigkeit wird angeregt, Herzfrequenz und Atmung werden langsamer.

Daneben gibt es das Darmnervensystem (= enterisches Nervensystem), das eines der intramuralen Nervensysteme unseres Körpers ist. Seine Neurone liegen in den Wänden des Gastrointestinaltrakts und koordinieren die Muskelaktivität (= Peristaltik) des Darmrohres. Man unterscheidet dabei den
- Plexus myentericus (= Auerbach-Plexus) zwischen der Längs- und Ringmuskelschicht und den
- Plexus submucosus (= Meißner-Plexus) zwischen der Mucosa und der Submucosa.

1.2 Histologie des Nervensystems

Das Nervensystem besteht aus dem Nervengewebe und einem dazwischen gelagerten speziellen Bindegewebe. Das Nervengewebe besteht aus **Neuronen**, das Bindegewebe aus **Gliazellen**.
Um die im nachfolgenden Text verwandten Begriffe wie z. B. Erregungsübertragung, Umschaltung von prä- auf postganglionär usw. zu verstehen, kommt hier zunächst der Aufbau eines Neurons:

1.2.1 Aufbau eines Neurons

Ein Neuron ist die kleinste funktionierende Einheit im Nervensystem. Jedes Neuron besteht aus einem **Soma/Perikaryon** (= Zellkörper, s. Abb. 1.2) mit Zellkern nebst Nucleolus und einem oder mehreren Fortsätzen. Die Zellfortsätze, die Erregung von anderen Zellen empfangen, werden **Dendriten** genannt. Diejenigen Fortsätze, die der Erregungsweitergabe dienen, werden **Axone** (= Neuriten) genannt. Meist besitzt ein Neuron nur ein Axon, das aber bis zu einem Meter lang sein kann.

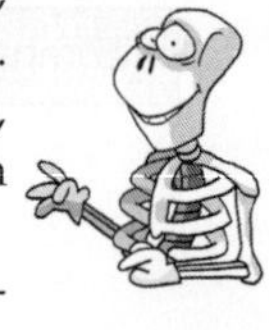

Das Perikaryon ist die Stoffwechselzentrale des Neurons. Hier werden alle Substanzen gebildet und in die Fortsätze transportiert. Als Ausdruck der hohen Stoffwechselaktivität ist das raue endoplasmatische Retikulum im Perikaryon besonders stark ausgeprägt. Im Bereich des Axonursprungs (= Axonkegel) dagegen fehlt es. Das rauhe ER und freie Ribosomen liegen in Gruppen zusammen, die aufgrund ihrer Basophilie lichtmikroskopisch nach Färbung gut darstellbar sind und **Nissl-Schollen (= Tigroid)** genannt werden.

Übrigens...
Fertig ausdifferenzierte Neurone besitzen keine Zentriolen mehr, d. h. sie können sich nicht mehr teilen. Nach der Geburt untergegangene Nervenzellen können daher nie mehr ersetzt werden.

Kontaktstellen zwischen Neuronen und anderen Neuronen werden Synapsen genannt (mehr zur Funktion von **Synapsen** s. Skript Physiologie 3). Die im ZNS vorkommenden chemischen Synapsen verwenden verschiedene Neurotransmitter zur Überbrückung des synaptischen Spalts. Diese Neurotransmitter können sowohl erregend als auch hemmend sein. Wie das Neuron letztendlich auf all die an den Dendriten und dem Soma ankommenden Reize reagiert, hängt von der Anzahl der ankommenden erregenden und hemmenden Impulse ab.
Vereinfacht kann gesagt werden:

MERKE:
Antwort Neuron = Summe erregende Impulse – Summe hemmende Impulse

Übrigens...
Die Erregung kann aufgrund des Aufbaus der Synapsen im Axon und den Dendriten nur in eine Richtung weitergeleitet werden.

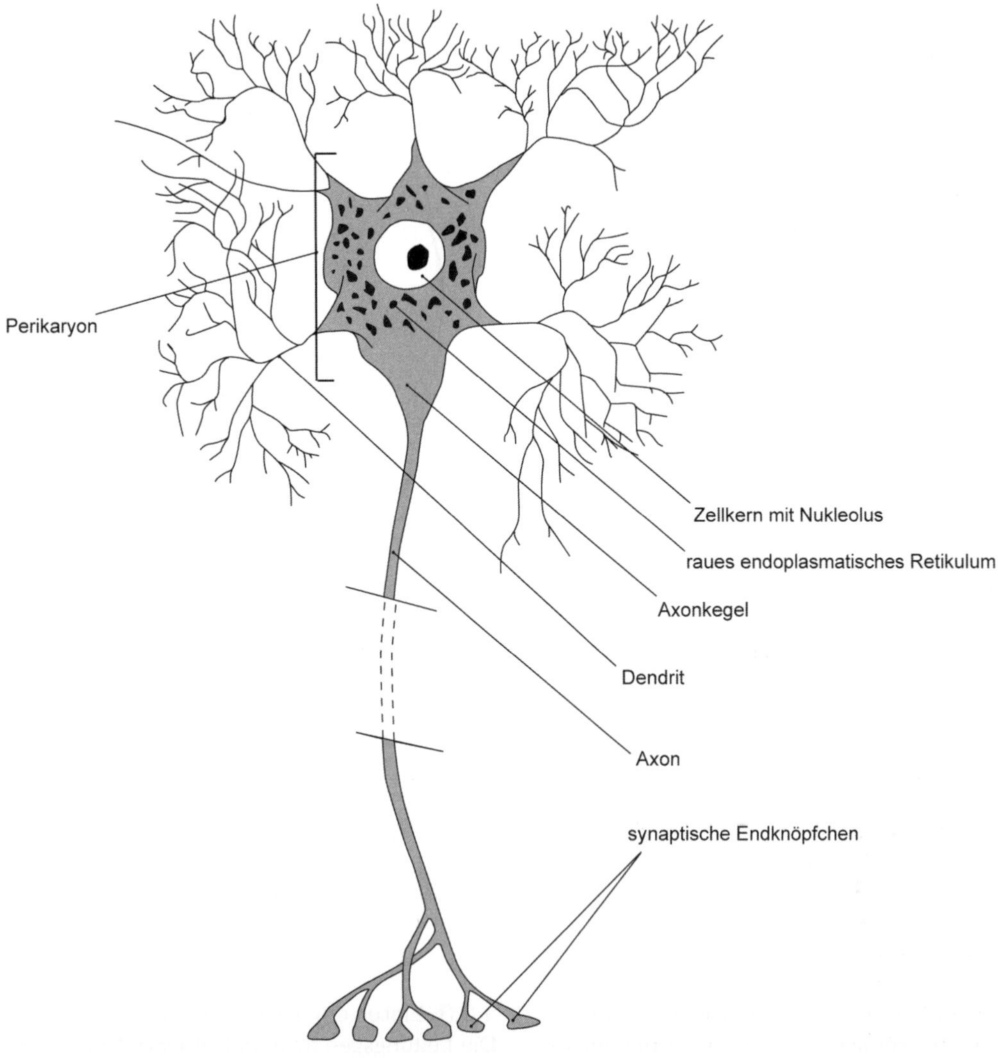

Abb. 2: Aufbau eines Neurons

1.2.2 Neuronentypen

Anhand der Fortsätze, die vom Perikaryon abgehen, unterscheidet man verschiedene Neuronentypen.

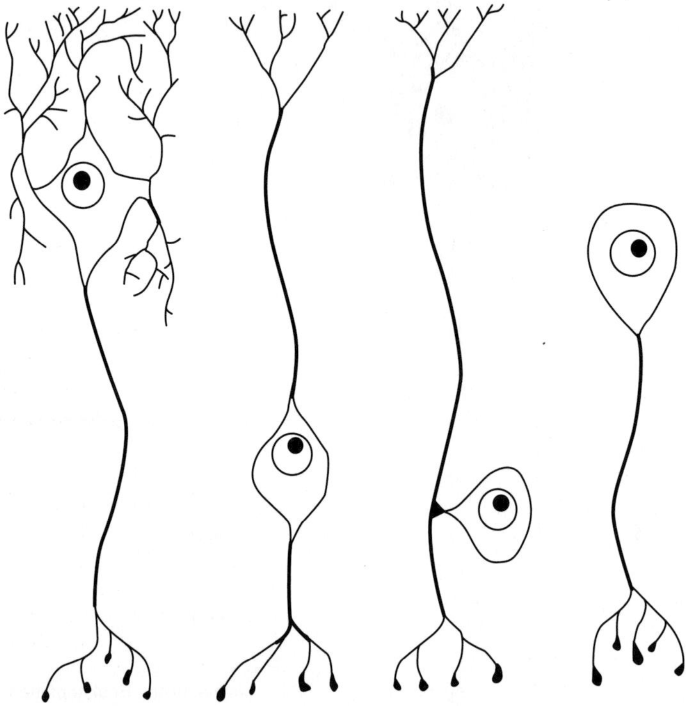

Abb.3: Neuronentypen

- Multipolare Neurone kommen am häufigsten vor. Vom Perikaryon nehmen bei diesem Typus mehr als zwei Fortsätze ihren Ursprung.
- Bipolare Neurone besitzen einen reizwahrnehmenden Fortsatz und ein Axon.
- Bei unipolaren Neuronen fehlen die reizwahrnehmenden Fortsätze. Sie besitzen nur ein Axon. Die Reizwahrnehmung erfolgt über Synapsen am Perikaryon oder Axon.
- Pseudounipolare Neurone finden sich nur in sensiblen Ganglien. Vom Perikaryon entspringt nur ein Fortsatz, der sich dann in einen axonalen und einen dendritischen Fortsatz aufspaltet.

MERKE:
Multipolare Neurone sind am häufigsten.

1.2.3 Einteilung der Nervenfasern

Die Leitungsgeschwindigkeit einer Nervenfaser steigt proportional zu ihrem Durchmesser. Man teilt die Nervenfasern in 3 Klassen:

1 A (= am schnellsten, markhaltig),
2 B (= mittelschnell, dünn myelinisiert) und
3 C (= am langsamsten, marklos) ein.

Innerhalb der Klasse A gibt es noch die Einteilung in Aα (= am allerschnellsten), Aβ, Aγ, und Aδ (= langsamste der Schnellen).

1.2.4 Gliagewebe

Gliagewebe ist für die Funktion des Nervensystems absolut unentbehrlich. Es unterstützt Neurone und gibt dem Nervensystem seinen räumlich zusammenhängenden Aufbau. Gliazellen füllen den Interneuralraum soweit aus, dass zwischen den einzelnen zellulären Elementen des ZNS nur noch ein spaltförmiger Inter- (Extra-)zellularraum bestehen bleibt.

Übrigens...

Im Gegensatz zu den Neuronen können sich die Gliazellen zeitlebens teilen. Klinisch relevant ist dies für die Narben- und Tumorbildung im ZNS.

Innerhalb der großen Gliazellgemeinde unterscheidet man periphere von zentralen Gliazellen, die unterschiedlicher embryonaler Abstammung sind.

Periphere Gliazellen

Periphere Gliazellen entstammen der **Neuralleiste**. Dabei handelt es sich vorrangig um **Schwann-Zellen**, die für die Myelinisierung (= Markscheidenbildung, Ummarkung) der peripheren Nerven zuständig sind. Markscheiden dienen der elektrischen Isolierung.
Zwischen zwei Schwann-Zellen bleibt in aller Regel ein kleiner Spaltraum, an dem der Nervenfortsatz blank liegt. Durch die Kanäle im Bereich des Spaltraums wird die saltatorische (= springende) Erregungsleitung ermöglicht, die eine hohe Nervenleitgeschwindigkeit zur Folge hat. Der Raum zwischen zwei Schwann-Zellen heißt **Internodium**. Je größer dabei der myelinisierte Bereich zwischen zwei Internodien ist, desto höher ist auch die Nervenleitgeschwindigkeit.
Während der Markscheidenbildung entstehen **Mesaxone**. Das sind Membranduplikaturen des äußeren und inneren Plasmalemms einer Schwann-Zelle (s. Abb. 4).

Die langsam übertragenden marklosen Nerven sind auch von Schwann-Zellen zur elektrischen Isolierung umgeben. Dabei umfasst eine Schwann-Zelle mehrere Nervenfortsätze, und man sieht im Querschnittsbild keine Lamellenstruktur (s. Abb. 4).

MERKE:

- Periphere Gliazellen entstammen der Neuralleiste (s. S. 8, Abb. 5).
- Mesaxone entstehen während der Markscheidenbildung und sind Membranduplikaturen des Plasmalemms. Sie kommen sowohl bei markhaltigen als auch bei marklosen Nerven vor.

Übrigens...

Wird ein Nervenzellfortsatz distal durchtrennt, kommt es zur Waller-Degeneration (=anterograde oder orthograde Degeneration). Dabei stirbt der abgetrennte distale Teil ab und seine Markscheide zerfällt. Durch Proliferation/Wiederauswachsen der Schwann-Zellen kann die Markscheide neu gebildet werden. Sie dient als mechanische und chemische (durch Sekretion von Wachstumsfaktoren) Leitschiene für den - mit 1 mm pro Tag - neu auswachsenden Nerv.

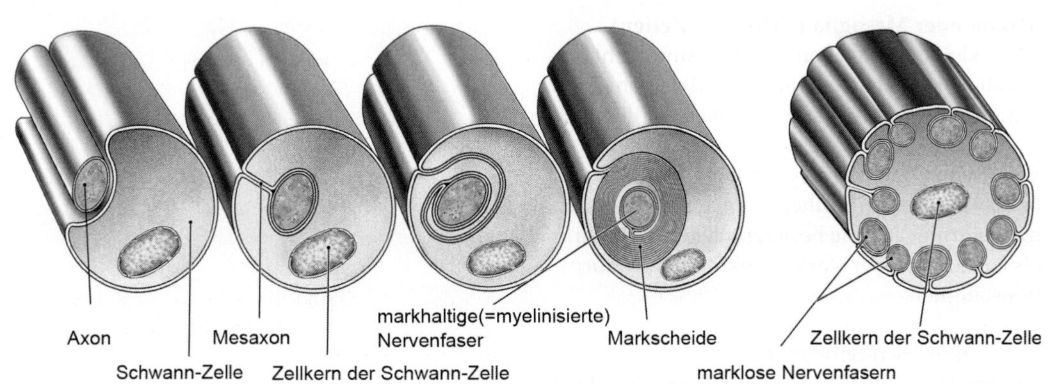

Abb. 4: Markscheidenbildung, Mesaxon

Zentrale Gliazellen

Zentrale Gliazellen stammen wie die Neurone aus dem **Neuralrohr** ab. Sie nehmen ca. 50 % des Hirnvolumens ein. Man unterscheidet vier Typen:

- **Astrozyten,**
- **Oligodendrozyten,**
- **Mikro-/Mesoglia und**
- **Ependymzellen.**

MERKE:

Gliazellen sind die wichtigsten unterstützenden Zellen des ZNS. Sie entstammen dem Neuralrohr (s. S. 8, Abb. 5).

Astrozyten. Astrozyten sind die Stützzellen des ZNS und ersetzen zugrunde gegangenes Gewebe (= Glianarben). Mit ihren Fortsätzen ziehen sie zu den Blutgefäßen und wirken dort am Austausch von Nährstoffen und Stoffwechselprodukten zwischen Blut und Neuronen mit. Daher haben sie entscheidenden Anteil an der Ausbildung der Blut-Hirn-Schranke.

Oligodendrozyten. Die Oligodendrozyten sind die Markscheidenbildner des ZNS. Dabei umschließt der Oligodendrozyt mit seinen Fortsätzen mehrere Axone/Dendriten.

Übrigens...

Die Multiple Sklerose ist eine Autoimmunreaktion des Körpers gegen Oligodendrozyten. Dabei kommt es zum Abbau der Markscheiden. Die Folgen sind Lähmungen und Sensibilitätsverluste, die z. T. durch erneute Umhüllung der Nervenfortsätze reversibel sind.

Mikro- oder Mesoglia (= Hortega-Zellen). Diese kleinen Gliazellen des ZNS sind nicht ortständig. Sie sind eingewanderte Makrophagen, die Abwehr- und Abräumaufgaben erfüllen.

Ependymzellen. Ependymzellen sehen wie hochprismatische Epithelzellen aus und kleiden die Ventrikel aus. Sie besitzen viele Mikrovilli als Ausdruck einer starken Sekretions-/Resorptionstätigkeit.

1.2.5 Blut-Hirn-Schranke

Die Blut-Hirn-Schranke besteht aus drei Schichten:

- Endothel der Kapillaren (= innen),
- Basalmembran und
- Astrozytenfortsätzen (= außen).

Sie ist selektiv durchlässig und kann bei Infektionen oder Tumoren durchlässiger werden (= Schrankenstörung).

1.3 Ganglien

Hier solltet ihr unbedingt folgende Begriffe auseinanderhalten:

- Ganglienzelle (= andere Bezeichnung für Nervenzelle/Neuron) und
- Ganglion (= Ansammlung von Nervenzellkörpern).

Übrigens...

Die sensiblen Ganglien enthalten immer Perikaryen pseudounipolarer Neurone (Ausnahme: Bipolarzellen des sensorischen Ganglions von Hirnnerv VIII). In diesen Ganglien findet KEINE Umschaltung der Information statt.

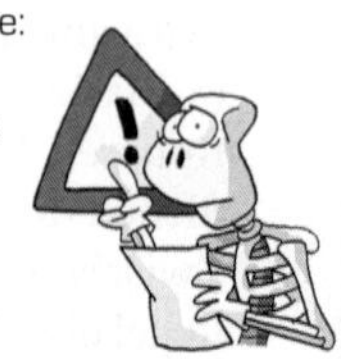

1.4 Graue und weiße Substanz

Im ZNS kann man graue und weiße Substanz schon makroskopisch unterscheiden:

- graue Substanz = Perikaryen,
- weiße Substanz = Fortsätze und Gliagewebe.

MERKE:

- Im Gehirn liegt die graue Substanz außen (= Rinde) und die weiße Substanz innen.
- Im Rückenmark liegt die graue Substanz innen und die weiße Substanz außen.

Lasst euch also bitte nicht von den gefärbten Rückenmarkspräparaten täuschen.

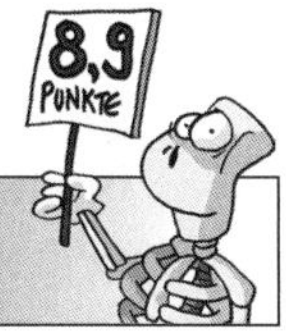

DAS BRINGT PUNKTE

Besonders gerne wurde bisher gefragt, welche Zellen von der Neuralleiste abstammen und welche nicht. Deshalb an dieser Stelle nochmals eine kurze Zusammenfassung:
Aus der Neuralleiste entstehen:

- Melanozyten,
- Drüsenzellen des Nebennierenmarks,
- postganglionäre sympathische Neurone,
- Spinalganglienzellen,
- Kopfmesenchym und
- Schwann-Zellen.

Motorische Vorderhornzellen und Epithelzellen des Plexus choroideus entstehen NICHT aus der Neuralleiste.

Ebenfalls häufig gefragt wurde nach den einzelnen zentralen Gliatypen:

- Astrozyten,
- Oligodendrozyten,
- Mikro-/Mesoglia und
- Ependymzellen.

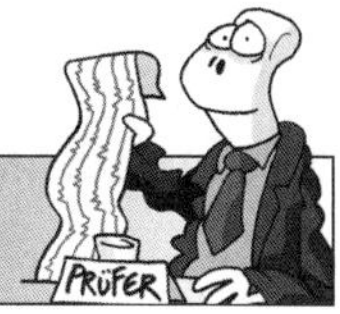

BASICS MÜNDLICHE

Welche Einteilungsmöglichkeiten des Nervensystems kennen Sie?
ZNS, PNS, somatisches, vegetatives NS

Wie ist eine Nervenzelle aufgebaut?
s. S. 3, Abb. 2

Was bedeutet markhaltig, was marklos?
markhaltig = mit Myelinscheide,
marklos = ohne Myelinscheide

Welchen Vorteil bringt die Myelinscheide?
Erhöhung der Leitungsgeschwindigkeit durch saltatorische Erregungsleitung.

Welche Neuronentypen kennen Sie?
multi-, bi-, uni- und pseudounipolare

Was sind Ganglien im Nervensystem?
Ganglien sind Ansammlungen von Nervenzellkörpern im peripheren Nervensystem.

Was ist der Unterschied zwischen grauer und weißer Substanz?
graue Substanz = Perikaryen,
weiße Substanz = Fortsätze und Gliagewebe

Was ist der Unterschied zwischen peripherer und zentraler Glia?
periphere Glia entstammt der Neuralleiste, Beispiel: Schwann-Zelle,
zentrale Glia entstammt dem Neuralrohr, vier Typen:

- Astrozyten,
- Oligodendrozyten,
- Mikro-/Mesoglia und
- Ependymzellen.

2 Entwicklung

In diesem Kapitel werden die Grundlagen der Entwicklung des Nervensystems besprochen (dazu mehr in Skript Anatomie 1). Ziel ist es, die Verschaltungen zwischen den Hirnabschnitten aber auch den Skelettbestandteilen, Muskeln und Nerven als entwicklungsgeschichtlich zusammengehörige Einheit zu verstehen.

2.1 Embryonale Entwicklung des Nervensystems

Auch wenn es auf den ersten Blick so scheint, die Entwicklung des Nervensystems ist gar nicht so kompliziert. Dieser Abschnitt versucht, die Embryologie des Nervensystems einfach aber dennoch umfassend genug darzulegen, um die darauf aufbauenden nachfolgenden Kapitel besser verstehen zu können. Bei der embryonalen Entwicklung des Nervensystems lassen sich drei wesentliche Schritte unterscheiden:

1 Induktion,
2 Neurulation und
3 Bläschenformation.

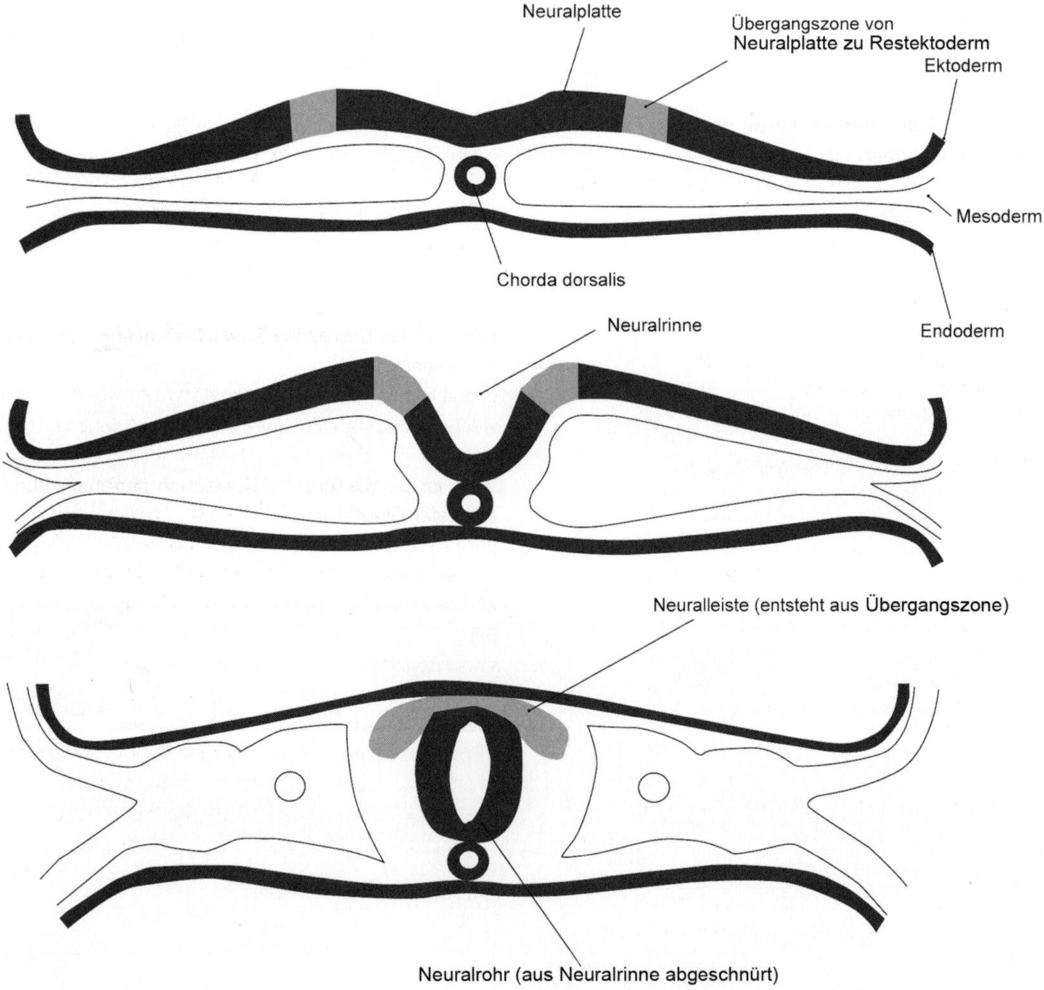

Abb. 5: Entwicklung des Neuralrohrs

2.1.1 Induktion

Sind die drei Keimblätter Endoderm, Mesoderm und Ektoderm beim Embryo entstanden, entwickelt sich durch einen von Mesoderm/Chorda dorsalis (= primitive Längsachse) ausgehenden Reiz (= Induktion) im Ektoderm ein spezialisierter Bezirk, das Neuroektoderm. Dies geschieht etwa am 17. Embryonaltag. Aus diesem Neuroektoderm bildet sich die Neuralplatte, aus der der größte Anteil des Nervensystems entsteht.

2.1.2 Neurulation

Die Neuralplatte vertieft sich zur Neuralrinne und schnürt sich als Neuralrohr ab. Dieser Vorgang wird Neurulation genannt und findet in etwa am 18. Embryonaltag statt. Die Übergangszone zwischen Ektoderm und Neuroektoderm nähert sich beiderseits durch die Neurulation an und bildet die Neuralleiste. Sie enthält das Material für die Entwicklung des peripheren Nervensystems.
Zu Beginn ist das Neuralrohr an beiden Enden noch offen. Nach dem Verschluss entwickelt sich aus dem abgeschlossenen Neuralrohrsystem das Ventrikelsystem.

Übrigens...

Ein fehlerhafter Schluss des Neuralrohres führt zu dysraphischen Defekten:

- Aus dem fehlenden Schluss des Neuroporus rostralis entsteht ein Anencephalus. Dabei fehlen alle oder große Teile des Groß- und Zwischenhirns sowie des Schädeldachs. Diese Fehlbildung ist nicht mit dem Leben vereinbar.
- Bleibt der Schluss des Neuroporus caudalis aus, so entsteht eine Spina bifida. Je nach Schweregrad ist sie von außen nicht sichtbar (= Spina bifida occulta) oder führt zum sichtbaren Austreten des Rückenmarks samt Meningen (= Meningomyelozele). Diese Fehlbildung ist mit dem Leben vereinbar und kann operativ korrigiert werden.

2.1.3 Bläschenformation

Aus dem Neuralrohr bilden sich am oberen Ende die Hirnbläschen. Es werden

- Vorderhirn (= Prosencephalon),
- Mittelhirn (= Mesencephalon) und
- Hinterhirn/Rautenhirn (= Rhombencephalon)

als primäre Hirnbläschen unterschieden. Die Vorder- und Hinterhirnbläschen teilen sich am 32. Embryonaltag erneut, so dass 5 sekundäre Hirnbläschen (s. fett gedruckt) entstehen.

- Prosencephalon
  - **Telencephalon** (= Endhirn oder Großhirn)
    - linke Hemisphäre
    - rechte Hemisphäre
  - **Diencephalon** (= Zwischenhirn)
    - Augenbläschen (Anlage für N. opticus, Retina, Netzhaut)
- **Mesencephalon** (= Mittelhirn)
- Rhombencephalon
  - **Metencephalon**
    - Cerebellum (= Kleinhirn)
  - **Myelencephalon** (= zunkünftige Medulla oblongata)

MERKE:

Zum Rhombencephalon gehören Metencephalon und Myelencephalon.

Übrigens...

Die Bläschen wachsen unterschiedlich schnell, so dass es zu einem Abkippen des Neuralrohrs zwischen Mittel- und Zwischenhirn nach vorn um ca. 60° kommt.

2.2 Kiemenbögen und deren Derivate

Auch wenn Embryologie nicht jedermanns Interessengebiet ist, lohnt es sich, ein wenig davon aufzunehmen. Mit Hilfe der Embryologie ist nämlich die häufig auf den ersten Blick nicht logisch nachvollziehbare Innervation bestimmter Muskeln leichter verständlich. Ein Beispiel dafür sind die Kiemenbögen und ihre Derivate.

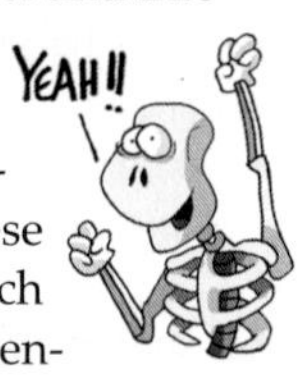

Während der Embryonalzeit entwickeln sich die Kiemenbögen. Diese sind - wie der Rest des Körpers auch - segmental angelegt. Jedem Kiemenbogen können Skelettelemente, Bänder, Muskulatur und Nerven zugeordnet werden. Die folgende Tabelle soll dies verdeutlichen und leistet euch hoffentlich gute Dienste zur Prüfungsvorbereitung.

Kiemenbogen	Nerv	Muskeln	Skelettelemente	Bänder
1. Mandibularbogen	N. trigeminus (V)	Kaumuskeln - M. mylohyoideus - Venter anterius des M. digastricus - M. tensor tympani - M. tensor veli palatini	- Hammer - Amboss	- vorderes Band des Hammers - Lig. spheno-mandibulare
2. Hyoidbogen	N. facialis (VII)	mimische Muskulatur - M. stapedius - M. stylohyoideus - Venter posterius des M. digastricus	- Steigbügel - Proc. styloideus - kleines Zungenbeinhorn - oberer Teil des Zungenbeinkörpers	Lig. stylohyoideum
3. Kiemenbogen	N. glosso-pharyngeus (IX)	M. stylopharyngeus	- großes Zungenbeinhorn - unterer Teil des Zungenbeinkörpers	
4. und 6. Kiemenbogen	N. laryngeus superior et inferior (= N. recurrens) des N. vagus (X)	Pharynx- und Larynxmuskulatur	- Schildknorpel - Ringknorpel - Aryknorpel - Cartilago corniculata - Cartilago cuneiformis	

Tabelle 1: Kiemenbögen und deren Derivate

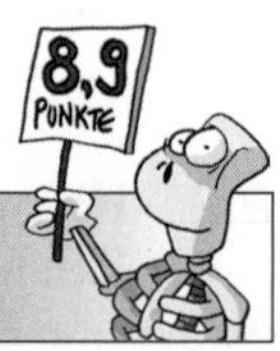

DAS BRINGT PUNKTE

Die Fragen zum Thema Entwicklung beschränken sich fast ausschließlich auf das Thema Kiemenbögen und deren Derivate. Punkte sind leicht zu holen, wenn man sich Tabelle 1 eingeprägt hat. Besonders häufig gefragt wurde nach

- Kiemenbögen und zugehörigen Nerven,
- Kiemenbögen und zugehöriger Muskulatur sowie
- Kiemenbögen und zugehörigen Skelett- und Bandelementen.

Es kamen aber auch einige Fragen zum Thema Neuralleiste/Neuralrohr vor. Hierbei wurde auch nach klinischem Inhalt gefragt:

- Anencephalus,
- Spina bifida occulta und
- Meningomyelocele (s. Übrigens... , S. 9).

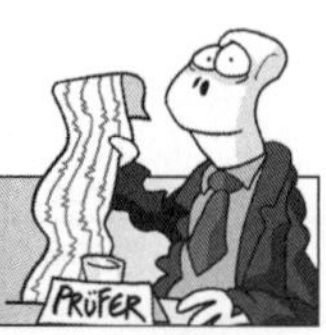

BASICS MÜNDLICHE

Welche Hirnnerven gehören zu welchem Kiemenbogen?
s. Tabelle 1

Welche Skelettelemente und Muskeln entstehen aus welchem Kiemenbogen?
s. Tabelle 1

Woraus entsteht die Neuralplatte?
Aus Ektoderm

Welche Fehlbildungen bei der Neurulation kennen Sie?
- Anencephalus,
- Spina bifida occulta,
- Meningomyelocele.

Was verstehen Sie unter Hirnbläschen?

Hirnbläschen entstehen am oberen/vorderen Ende des Neuralrohrs, es gibt primäre und sekundäre (s. 2.1.3, S. 9).

BEVOR EUER HIRN GLEICH BLASEN SCHLÄGT, GENEHMIGT EUCH EINE PAUSE...

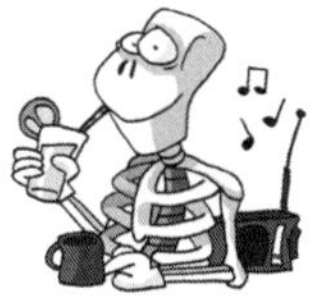

3 Hirnnerven

Zur Wiederholung ist diesem Kapitel ein Teil namens Makroskopie - Wiederholung vorangestellt, um die Foramina des Schädels wieder in Erinnerung zu rufen. Nachfolgend werden dann die Hirnnerven einzeln besprochen. Obwohl dieses Thema sehr ausführlich im Skript Anatomie 4 besprochen wird, solltet ihr das Kapitel auch hier schon durcharbeiten. Dies ist dem prüfungstechnisch sehr wichtigen Inhalten durchaus angemessen.

3.1 Makroskopie - Wiederholung

Die wesentlichen Öffnungen des Schädels sind in folgender Grafik dargestellt:

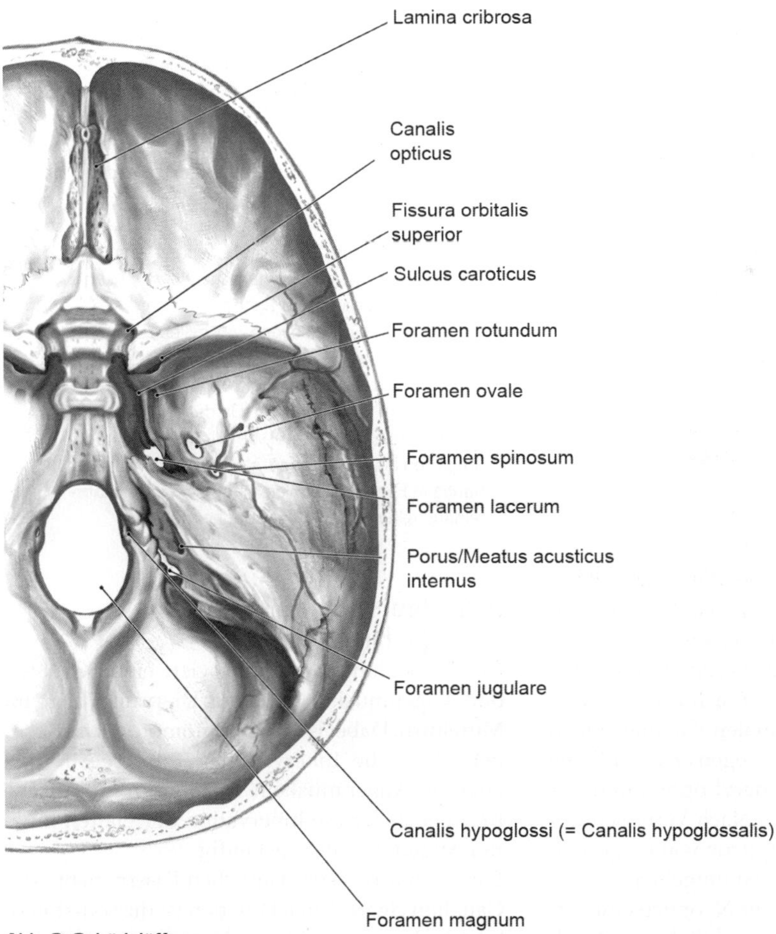

Abb. 6: Schädelöffnungen

MERKE:
- roter Max – durch das Foramen rotundum zieht der N. maxillaris.
- ovale Mandel – durch das Foramen ovale zieht der N. mandibularis.

3.2 Nervus olfactorius (= Hirnnerv I)

Der N. olfactorius (= Riechnerv) ist ein rein sensorischer (speziell-viszerosensibler) Nerv. Im Gegensatz zu anderen sensiblen Nervenzellen befinden sich diese Nervenzellen jedoch NICHT in einem Ganglion. Sie besitzten auch KEINE peripheren und zentralen Fortsätze, sondern bilden selbst die Axone, die ins ZNS reichen. Diese Art von Sinneszellen werden **primäre Sinneszellen** genannt. Die marklosen Fortsätze bilden die Filae olfactoriae und ziehen durch die Lamina cribrosa zum Bulbus olfactorius. Dort findet die erste Umschaltung statt, weshalb man den Bulbus olfactorius auch als Hirnnervenkern des N. olfactorius auffassen kann. Vom Bulbus olfactorius ziehen die Fasern dann über den Tractus olfactorius in die primäre Riechrinde.
Faserqualität: sensorisch (speziell-viszerosensibel)

Übrigens...
Bei Schädelbasisverletzungen kann es durch Scherkräfte zum Abriss der Filae olfactoriae an der Lamina cribrosa kommen. Dies kann eine Hyposmie (= Riechminderung) oder sogar eine Anosmie (= Unfähigkeit zu riechen) zur Folge haben. Die Betroffenen können nur noch süß, sauer, salzig und bitter schmecken, scharfe Agenzien wie z. B. Ammoniak werden über den N. trigeminus wahrgenommen (= Trigeminusreizstoffe).

3.3 Nervus opticus (= Hirnnerv II)

Der N. opticus (= Sehnerv) ist ebenfalls ein rein sensorischer (speziell-somatosensibler) Hirnnerv. Er ist als Teil des Zwischenhirns aufzufassen, beginnt in der Retina und setzt sich dort aus den Fortsätzen der großen retinalen Ganglienzellen zusammen. Diese Fortsätze liegen an einer Stelle besonders dicht (= Papilla nervi optici) und bilden dort den blinden Fleck. Nach Verlassen des blinden Flecks ist der N. opticus von Oligodendrozyten und den Hirnhäuten umgeben.
In seinem Verlauf verlässt der N. opticus die Orbita zusammen mit der A. ophthalmica durch den Canalis opticus. Über der Hypophyse bildet er das Chiasma opticum. Dort kreuzen die Fasern, die von der medialen Netzhauthälfte kommen (= laterales Gesichtsfeld) zur Gegenseite. Die Fasern der lateralen Netzhauthälfte (= mediales Gesichtsfeld) verlaufen hingegen ungekreuzt. Nach der Kreuzung spricht man vom Tractus opticus. Dieser zieht zum Corpus geniculatum laterale des Thalamus. Dort findet erneut eine Umschaltung statt. Danach ziehen die Fasern zur primären Sehrinde.
Faserqualität: sensorisch (speziell-somatosensibel)

MERKE:
Das Chiasma opticum befindet sich über der Hypophyse und kann deshalb leicht durch Hypophysentumoren geschädigt werden.

Übrigens...
Die typischen Ausfallerscheinungen werden im Abschnitt Auge (s. Skript Anatomie 3) besprochen. Für dieses Kapitel relevant sind die Stauungspapille und die Multiple Sklerose:
- Bei der **Stauungspapille** schwillt durch die Behinderung des venösen Abflusses die Papilla nervi optici an. Dies sieht man beim Spiegeln des Augenhintergrunds als Vorwölbung. Die Stauungspapille ist Ausdruck eines gesteigerten Hirndrucks und sollte immer eine weiterführende Diagnostik nach sich ziehen.
- Bei der **Multiplen Sklerose** kommt es zu einem autoimmun bedingten Zerfall von Oligodendrozyten und damit dem Funktionsverlust der betroffenen Nervenbahnen. Da der N. opticus als Teil des Gehirns auch von Oligodendrozyten umgeben ist, manifestiert sich die Erkrankung häufig in Form von Schleiersehen oder Gesichtsfeldausfällen, die u. U. zur Blindheit führen.

3.4 Nervus oculomotorius (= Hirnnerv III)

Der N. oculomotorius innerviert einen Großteil der Augenmuskulatur. Sein Ursprung liegt im Mittelhirn. Dabei ist das somatomotorische Kerngebiet für die Innervation der quergestreiften äußeren Augenmuskeln, das viszeromotorische Kerngebiet für die Innervation der glatten inneren Augenmuskeln zuständig.
Ein Ast mit parasympathischen Fasern zieht zum Ganglion ciliare. Seine Funktion ist die somatomotorische Innervation der äußeren Augenmuskeln:

- M. rectus superior,
- M. rectus medialis,
- M. rectus inferior,
- M. obliquus inferior und
- M. levator palpebrae superioris.

Damit kann der Bulbus nach oben lateral, oben medial, medial und unten medial bewegt werden. Der M. levator palpebrae superioris hebt das Augenlid.

Viszeromotorisch werden versorgt:

- M. ciliaris und
- M. sphincter pupillae.

Faserqualität: somatomotorisch und viszeromotorisch

MERKE:

Der N. oculomotorius innerviert alle äußeren Augenmuskeln mit Ausnahme des M. obliquus superior und des M. rectus lateralis.

Übrigens...

Beim Ausfall eines N. oculomotorius klagt der Patient über Doppelbilder, da das betroffene Auge nach außen und unten blickt. Bei Blick in die Richtung des geschädigten Auges werden die Doppelbilder weniger. Durch Ausfall des M. levator palpebrae superioris kommt es zur Ptose (= schlaffes Herunterhängen des Augenlids). Die Mydriasis (= Weitstellung der Pupille) und mangelndes Akkomodationsvermögen resultieren aus dem Ausfall der parasymphatischen Fasern. Damit wird das Lesen mit dem betroffenen Auge schwer möglich.

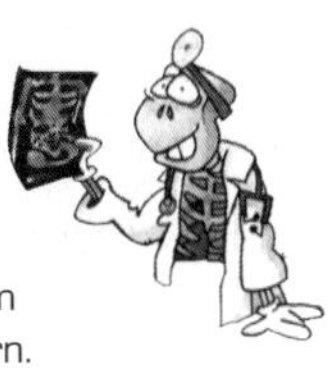

Zur Untersuchung wird der Pupillenreflex durchgeführt.

3.5 N. trochlearis (= Hirnnerv IV)

Der N. trochlearis versorgt nur den M. obliquus superior am Auge. Er ist ein rein somatomotorischer Hirnnerv und hat sein Kerngebiet im Mittelhirn.

In seinem Verlauf tritt der N. trochlearis als einziger Hirnnerv dorsal aus, am Unterrand der Vierhügelplatte. Seine Funktion ist die Innervation des M. obliquus superior. Dieser Muskel bewegt den Bulbus nach lateral unten bei gleichzeitiger Einwärtsrollung.

Faserqualität: rein somatomotorisch

Übrigens...

Bei Schädigung des N. trochlearis steht der Bulbus nach medial oben. Die Patienten sehen Doppelbilder und versuchen durch Schiefhaltung des Kopfes diese auszugleichen. Die Doppelbilder erscheinen am deutlichsten beim Blick nach medial unten.

3.6 N. trigeminus (= Hirnnerv V)

Der N. trigeminus ist ein gemischt sensibel und motorischer Nerv. Mit der größeren Radix sensoria (= Portio major) versorgt er sensibel das gesamte Gesicht, Mund und Nasenschleimhaut sowie einen Großteil der Hirnhäute. Die kleinere Radix motoria (= Portio minor) versorgt motorisch die Kaumuskulatur.

Innerhalb einer Duratasche bildet er das große sensible Ganglion trigeminale (= Ganglion semilunare oder auch Ganglion Gasseri). Es enthält die Perikaryen der pseudounipolaren Nervenzellen. Aus dem Ganglion entspringen drei große Hauptstämme:

- N. ophthalmicus (= V1),
- N. maxillaris (= V2) und
- N. mandibularis (= V3).

Lediglich der N. mandibularis führt die Fasern aus der Radix motoria, um damit die Kaumuskulatur zu innervieren. Alle drei Hauptstämme teilen sich nochmals in mindestens drei Hauptäste auf. Dabei versorgt jeweils der erste Hauptast das zugehörige Schleimhautareal, der zweite Hauptast zieht nach medial und der dritte nach lateral.

Faserqualität: somatosensibel und somatomotorisch

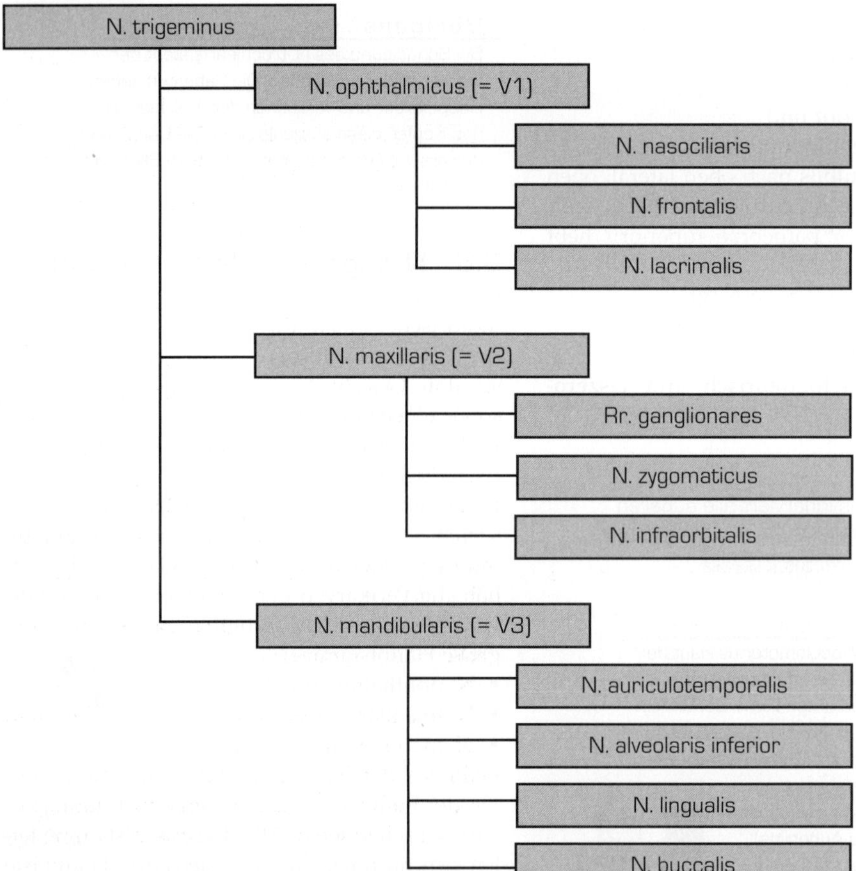

Abb. 7: N. trigeminus mit Aufzweigungen

MERKE:
Das Ganglion GASSERI = Ganglion semilunare = Ganglion trigeminale enthält nur Nervenzellkörper. Hier wird NICHTS umgeschaltet.

3.6.1 N. ophthalmicus (= V1)

Der N. ophthalmicus teilt sich in der Fissura orbitalis superior in den N. nasociliaris, N. frontalis und N. lacrimalis auf. Vorher gibt er einen rückläufigen Ast für die Hirnhäute ab (= R. tentorius).

Nerv	Versorgungsgebiet
N. nasociliaris	Siebbeinzellen, Keilbeinhöhle, Nasenscheidewand, Konjunktiva, Nasenrücken sensibel
N. frontalis	Stirn, medialer Augenwinkel, Oberlid sensibel
N. lacrimalis	lat. Teil von Augenwinkel, Oberlid und Konjunktiva sensibel, Tränendrüse sekretorisch

Tabelle 2: Äste des N. ophthalmicus und ihr Versorgungsgebiet

3.6.2 N. maxillaris (= V2)

Der N. maxillaris gibt vor dem Durchtritt durch das Foramen rotundum einen Ramus meningeus ab, bevor er in die Fossa pterygopalatina eintritt. Dort teilt er sich in drei Äste:

Nerv	Versorgungsgebiet
Rami ganglionares	Schleimhaut der Nasenmuscheln, hintere Siebbeinzellen sowie harter und weicher Gaumen sensibel
N. zygomaticus	Haut über dem Jochbein sensibel
N. infraorbitalis	Haut zwischen Unterlid und Oberlippe sensibel, über die Nn. alveolares superiores die Zähne des Oberkiefers

Tabelle 3: Äste des N. maxillaris und ihr Versorgungsgebiet

3.6.3 N. mandibularis (= V3)

Der N. mandibularis führt neben sensiblen Fasern auch motorische Fasern für die Kaumuskulatur. Er verlässt die Schädelhöhle durch das Foramen ovale und tritt in die Fossa infratemporalis ein. Von dort zieht ein rückläufiger Ast zusammen mit der A. meningea media durch das Foramen spinosum in die Schädelhöhle zurück, zur Versorgung der Meningen. Der sensible Anteil zweigt sich in **vier** Anteile auf:

Nerv	Versorgungsgebiet
N. auriculotemporalis	Schläfe und vordere Ohrmuschel sensibel
N. alveolaris inferior	Unterkieferzähne, als N. mentalis die Haut des Kinns sensibel
N. lingualis	vordere 2/3 der Zunge allgemein-somatosensibel sowie speziell-viszerosensibel (über die Fasern aus der Chorda tympani)
N. buccalis	Wangenschleimhaut und angrenzendes Zahnfleisch sensibel

Tabelle 4: Äste des N. mandibularis und ihr Versorgungsgebiet

Die motorischen Äste werden nach den Muskeln benannt, die sie innervieren:

- N. massetericus (M. masseter)
- Nn. temporales profundi (M. temporalis)
- Nn. pterygoidei (M. pterygoideus medialis et lateralis)
- N. mylohyoideus (Mundbodenmuskulatur)
- Äste zum M. tensor veli palatini und M. tensor tympani

Übrigens...

Eine Schädigung des N. trigeminus hat eine Sensibilitätsstörung des betroffenen Gesichtsareals zur Folge. Ist der motorische Anteil betroffen, weicht der Unterkiefer beim Öffnen zur Seite der Schädigung ab. Die weitaus häufigere Trigeminusneuralgie (= Überempfindlichkeit des N. trigeminus) hat schwerste Schmerzzustände auf schon kleinste Berührungsreize zur Folge. Klinisch prüft man deshalb die Trigeminusdruckpunkte (= Austrittsstellen des N. trigeminus). Der Kornealreflex bewirkt den Lidschluss und wird auch zur Überprüfung des N. facialis eingesetzt.

3.7 N. abducens (= Hirnnerv VI)

Der N. abducens entspringt relativ medial in der Medulla oblongata am Unterrand der Brücke. Er verläuft als einziger Hirnnerv durch das Lumen des Sinus cavernosus und zieht durch die Fissura orbitalis superior zum M. rectus lateralis.
Seine ausschließliche Funktion ist die motorische Versorgung des M. rectus lateralis.
Faserqualität: somatomotorisch

Übrigens...

Bei Schädigung des N. abducens blickt das betroffene Auge nach medial. Dies führt zu Doppelbildern, die beim Blick nach lateral stärker, beim Blick nach medial schwächer werden.

3.8 N. facialis (= Hirnnerv VII)

Der N. facialis innerviert mit speziell-viszeromotorischen Fasern die gesamte mimische Muskulatur. Die mit ihm laufenden Intermediusfasern (deshalb auch N. intermedio-facialis genannt) führen parasympathisch-sekretorische Fasern sowie sensorische Geschmacksfasern.
In ihrem Verlauf treten der N. facialis und der N. intermedius im Kleinhirnbrückenwinkel aus und ziehen zusammen mit dem N. vestibulocochlearis durch den Porus acusticus internus. Im äußeren Facialisknie des Canalis facialis liegt das Ganglion geniculi mit den pseudounipolaren Nervenzellkörpern der sensorischen Nervenzellen für die sensorischen Geschmacksfasern.
Die motorischen Fasern treten in die Glandula parotis ein und teilen sich dort in fünf Äste auf:

- Rami temporales,
- Rami zygomatici,
- Rami buccales,
- Ramus marginalis mandibulae und
- Ramus colli.

In Höhe des Ganglion geniculi verlassen präganglionäre parasympathische Fasern den Hauptstamm des N. facialis. Sie ziehen als N. petrosus major zum Ganglion pterygopalatinum und werden dort auf das zweite Neuron umgeschaltet. Die postganglionären Fasern ziehen mit dem N. zygomaticus (= Ast des N. maxillaris) zur Tränendrüse.
Der N. stapedius geht auch im Canalis facialis ab und innerviert den M. stapedius. Kurz bevor der N. facialis den Canalis facialis verlässt, zweigt die Chorda tympani (= Paukensaite) ab. Die Fasern schließen sich dem N. lingualis (aus dem N. mandibularis) an und innervieren die vorderen 2/3 der Zunge sekretorisch. Präganglionäre Fasern ziehen zum Ganglion submandibulare, wo sie umgeschaltet werden und die Speicheldrüsen (= Glandula submandibularis, Glandula sublingualis, akzessorische Zungendrüsen) innervieren.
Die Funktion des N. facialis ist die motorische Innervation der mimischen Muskulatur, des Venter posterior des M. digastricus, des M. stylohyoideus sowie des M. stapedius. Parasympathisch innerviert er die Tränendrüse sowie die Glandulae submandibularis et sublingualis. Sensorisch werden die vorderen zwei Drittel der Zunge versorgt.
Faserqualität: speziell-viszeromotorisch, allgemein-viszeromotorisch und speziell-viszerosensibel

MERKE:
Der N. facialis innerviert den M. buccinator.

Übrigens...

Man unterscheidet zwischen zentraler und peripherer Fazialisparese.

- Bei der **peripheren Fazialisparese** kann die Stirn auf der betroffenen Seite nicht gerunzelt, das Auge nicht geschlossen und der Mund nicht bewegt werden.
- Bei der **zentralen Fazialisparese** kann die Muskulatur unterhalb des Augenlids der betroffenen Seite nicht mehr bewegt werden. Stirnrunzeln und Lidschluss sind jedoch noch möglich, da die dafür zuständigen Kerngebiete auch durch die kontralaterale Seite innerviert werden. Bei Schädigung vor Abgang der Chorda tympani können auch Geschmacksstörungen an den vorderen zwei Dritteln der Zunge auftreten. Die Tränenproduktion ist bei Schädigung vor dem Abgang des N. petrosus major vermindert. Zur Hyperakusis kommt es durch Lähmung des M. stapedius.

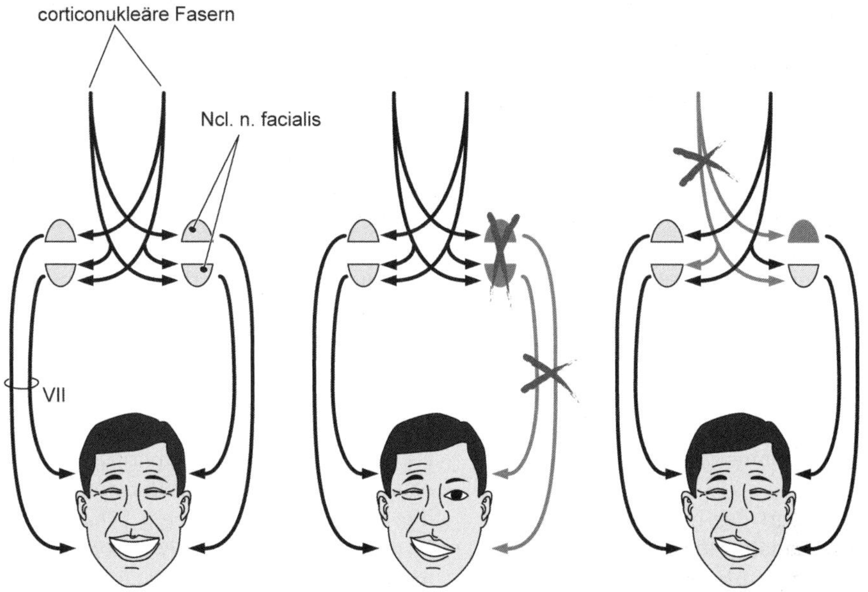

Abb. 8 : Periphere und zentrale Fazialisparese

3.9 N. vestibulocochlearis (= Hirnnerv VIII)

Der N. vestibulocochlearis ist ein rein sensorischer Hirnnerv. Er setzt sich aus zwei Anteilen zusammen. Beide führen Afferenzen aus dem Innenohr. Der N. cochlearis führt akustische Reize aus der Schnecke, der N. vestibularis führt statische Reize (= Gleichgewichtsempfinden) aus Sacculus, Utriculus und den Bogengängen.

Die Perikaryen des N. cochlearis liegen im Ganglion cochleare (= Ganglion spirale cochleae). Die zentralen Fortsätze bilden den N. cochlearis. Die Perikaryen des N. vestibularis liegen im Ganglion vestibulare im Meatus acusticus internus. Die zentralen Fortsätze bilden den N. vestibularis. Im inneren Gehörgang vereinigen sich diese beiden Nerven, um gemeinsam durch den Porus acusticus internus in die hintere Schädelgrube zu ziehen. Kaudolateral des N. facialis zieht der N. vestibulocochlearis dabei in den Hirnstamm, um sich dort wieder in seine beiden Anteile zu spalten. Der N. vestibulocochlearis versorgt über den N. cochlearis einerseits das Innenohr sensorisch (= Hörnerv), andererseits vermittelt er dem Hirnstamm die Impulse aus dem Vestibularorgan (= Nerv für das Gleichgewichtsempfinden). Diese Impulse werden im Hirnstamm reflektorisch so verschaltet, dass uns mühelos der aufrechte Stand und Gang sowie die Anpassung von Augen- und Körperbewegungen gelingen.

Faserqualität: speziell-somatosensibel

MERKE:
Der N. vestibulocochlearis führt Fasern aus dem Innenohr.
- Die vestibulären Anteile dienen der Gleichgewichtsorientierung und -wahrnehmung.
- Die cochleären Anteile dienen dem Hören.

Übrigens...

Es muss immer die Schädigung des N. cochlearis von der des N. vestibularis unterschieden werden. Eine Schädigung des N. cochlearis führt zu Schwerhörigkeit/Taubheit des betroffenen Ohrs. Eine Schädigung des vestibulären Anteils führt dagegen zu Schwindel, Übelkeit, Fallneigung zur erkrankten Seite und einem pathologischen Nystagmus. Da der N. vestibulocochlearis im Kleinhirnbrückenwinkel aus dem Hirnstamm austritt, kann er dort relativ leicht durch einen Tumor komprimiert werden, häufig zusammen mit dem N. facialis. Da die Tumoren (häufig Akustikusneurinome) relativ langsam wachsen, fällt die Vestibularfunktion der betroffenen Seite nicht schlagartig aus, sondern kann durch die Information der Gegenseite kompensiert werden.

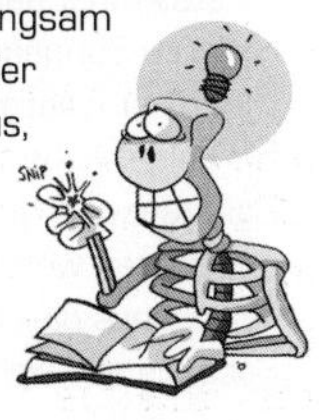

3.10 N. glossopharyngeus (= Hirnnerv IX)

Der IX. Hirnnerv innerviert Zunge und Schlund. In seinem Verlauf tritt der N. glossopharyngeus zwischen VIII. und X. Hirnnerv unter der Brücke aus dem Hirnstamm aus, verlässt den Schädel - gemeinsam mit dem N. vagus sowie dem N. accessorius - durch das Foramen jugulare und bildet dort zwei Ganglien. Das Ganglion superius (oberes kleineres Ganglion) ist rein sensibel, das Ganglion inferius (= unteres größeres Ganglion) enthält sensible und parasympathische Fasern. Im hinteren Drittel der Zunge verzweigt sich der Nerv, gibt zuvor jedoch noch Äste zur Parotis, zum Mittelohr (= N. tympanicus), zum Pharynx und zum Sinus caroticus et Glomus caroticum ab.

Motorisch innerviert der N. glossopharyngeus die Schlundmuskulatur sowie den M. levator veli palatini. Parasympathisch innerviert er die Glandula parotis und die Schleimdrüsen des Rachens. Mittelohr, Tuba auditiva, Rachenschleimhaut und das hintere Zungendrittel werden somatosensibel innerviert. Über die viszerosensible Innervation des Sinus caroticus und des Glomus caroticum spielt der N. glossopharyngeus eine große Rolle bei der zentralen Atem- und Kreislaufregulation. Sensorisch werden schließlich noch die Papillae vallatae innerviert. Diese liegen im hinteren Drittel der Zunge und dienen der Wahrnehmung von Bitterstoffen.

Faserqualität: viszeromotorisch, parasympathisch, somatosensibel, viszerosensibel sensorisch

MERKE:

Der N. glossopharyngeus hat über die Innervation des Sinus caroticus und des Glomus caroticum Einfluss auf die zentrale Atem- und Kreislaufregulation.

Übrigens...

Da der N. glossopharyngeus und der N. vagus gemeinsam aus dem Schädel austreten, werden sie häufig gemeinsam geschädigt. Dies geschieht z. B. durch Tumoren. Der Ausfall des N. glossopharyngeus hat dann einen Sensibilitätsverlust des oberen Pharynx und des hinteren Zungendrittels („bitter" wird nicht wahrgenommen) zur Folge. Außerdem kann das Gaumensegel nicht mehr richtig angehoben werden. Dies hat zur Folge, dass die Uvula zur gesunden Seite hin abweicht.

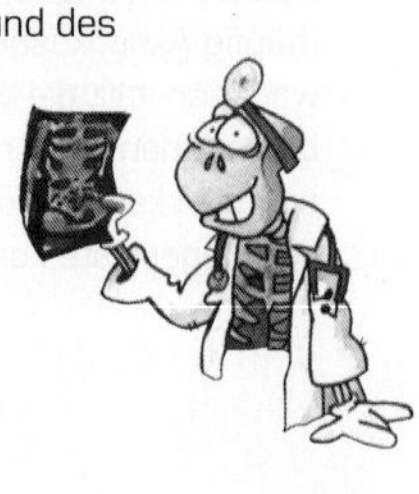

3.11 N. vagus (= Hirnnerv X)

Mit seinem großen viszeromotorischen Anteil ist der N. vagus der größte parasympathische Nerv im Körper. Er innerviert viszeromotorisch Teile der Schlund- und die Kehlkopfmuskulatur. Für deren Sensibilität sowie die des äußeren Gehörgangs hat er einen sensiblen Anteil. Schließlich besitzt der N. vagus noch einen sensorisch-gustatorischen Anteil für die Epiglottis und viszerosensible Anteile für die Brust- und Baucheingeweide.

Der N. vagus verlässt gemeinsam mit dem N. glossopharyngeus und dem N. accessorius durch das Foramen jugulare die Schlädelhöhle. Dort bildet er - wie der N. glossopharyngeus - ein kleineres Ganglion superius und ein größeres Ganglion inferius. Ein R. meningeus versorgt die Meningen der hinteren Schädelgrube. Der N. vagus zieht mit der A. carotis interna, später communis und der V. jugularis interna nach kaudal und gibt einen R. pharyngeus zur Innervation der Pharynxmuskulatur ab. Im weiteren Verlauf gibt der N. vagus einen N. recurrens ab, der links unter dem Aortenbogen, rechts unter der A. subclavia nach oben umbiegt und zum Kehlkopf zurückzieht.

Motorisch innerviert der N. vagus die Kehlkopfmuskulatur und ermöglicht damit das Atmen und Sprechen. Sensibel versorgt er ebenfalls den Kehlkopf sowie einen Teil der Ohrmuschel und den äußeren Gehörgang (führt zu Hustenreiz bei Manipulation). Viszerosensibel versorgt er einen Großteil der Eingeweide (= Lungen, Aortenbogen, Herz). Parasympathisch innerviert der N. vagus alle Organe vom Halsbereich abwärts bis zur linken Kolonflexur.

Faserqualität: viszeromotorisch, parasympathisch (allgemein-viszeromotorisch), somatosensibel, viszerosensibel, sensorisch

MERKE:

Der N. vagus innerviert sensibel das Herz und motorisch die Kehlkopfmuskulatur.

Übrigens...

Die Schädigung des N. vagus verursacht Schluckbeschwerden, Gaumensegellähmung mit Uvulaabweichung zur gesunden Seite und eine näselnde Aussprache. Durch die einseitige Lähmung der Kehlkopfmuskulatur kommt es zur Heiserkeit als Leitsymptom der Vagusschädigung (N. laryngeus recurrens).

3.12 N. accessorius (= Hirnnerv XI)

Der N. accessorius ist ein rein somatomotorischer, cranialisierter Hirnnerv. Das bedeutet, dass der größte Teil der Accessorius-Fasern im Bereich der Medulla oblongata, zwischen Vorder- und Hinterhorn entspringt (= Radix spinalis) und der Nerv KEIN Hirnnerv im eigentlichen Sinne ist.
Er zieht gemeinsam mit dem N. glossopharyngeus und dem N. vagus durch das Foramen jugulare und läuft im lateralen Halsdreieck nach kaudal. Dabei schließt sich seine Radix cranialis dem N. vagus an.
Seine Funktion ist die motorische Innervation des M. sternocleidomastoideus und des M. trapezius.
Faserqualität: rein somatomotorisch

MERKE:
Der N. accessorius ist eigentlich kein echter Hirnnerv, sondern ein cranialisierter Hirnnerv.

Übrigens...

Die Schädigung des N. accessorius kann z. B. bei Operationen im lateralen Halsdreieck erfolgen (Lymphknotenentfernung). Es kommt zur Schiefhaltung des Kopfes nach kontralateral mit Wendung des Gesichts nach ipsilateral. Weiterhin findet sich bei den Patienten eine Schwäche beim Heben des Arms über die Horizontale sowie eine Scapula alata.

3.13 N. hypoglossus (= Hirnnerv XII)

Der N. hypoglossus ist der einzige Hirnnerv, der vor der Olive aus der Medulla oblongata entspringt. Er zieht zwischen A. carotis interna und V. jugularis interna zum Zungengrund, wo er lateral des M. hyoglossus eintritt.
Er ist der einzige Nerv, der motorisch die Zunge versorgt.
Faserqualität: rein somatomotorisch

Übrigens...

Nach einer Schädigung des N. hypoglossus weicht die Zunge beim Herausstrecken zur erkrankten Seite hin ab. Die Sprache ist dann meist verwaschen und das Schlucken erschwert.

3.14 Parasympathische Kopfganglien

Es gibt vier parasympathische Kopfganglien:
- Ganglion ciliare,
- Ganglion pterygopalatinum,
- Ganglion submandibulare und
- Ganglion oticum.

Die parasympathischen Ganglien liegen immer nah am Erfolgsorgan und verschalten die parasympathischen Fasern. Im Gegensatz dazu liegen die sympathischen Ganglien immer vom Erfolgsorgan entfernt.
Der grundsätzliche Bauplan der vegetativen Kopfganglien sieht folgendermaßen aus:

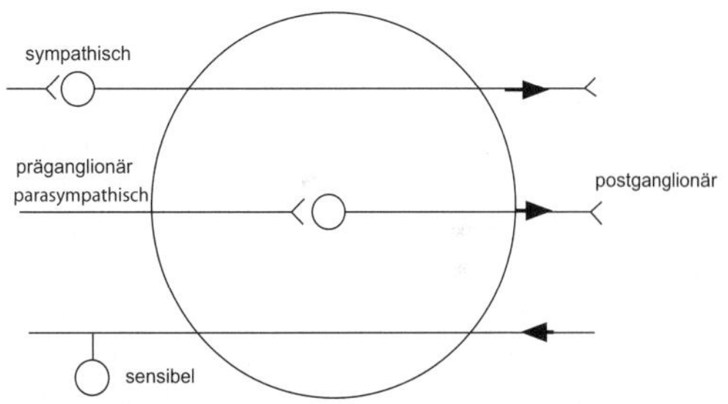

Abb. 9: Aufbau der vegetativen Kopfganglien

Jedes der vier Kopfganglien besitzt drei Nervenwurzeln unterschiedlicher Qualität. Die **parasympathischen präganglionären Fasern** werden im Ganglion auf das zweite Neuron umgeschaltet und ziehen als postganglionäre Fasern zum Erfolgsorgan. Die **sympathischen** und **sensiblen Anteile** ziehen durch das Ganglion hindurch, werden dort jedoch NICHT umgeschaltet.

MERKE:
Zu jedem parasympathischen Kopfganglion gehören sympathische, parasympathische und sensible Fasern. Es werden jedoch NUR die parasympathischen Fasern im Ganglion verschaltet.

3.14.1 Ganglion ciliare

Das Ganglion ciliare liegt in der Orbita, lateral des N. opticus.
Seine **parasympathischen Fasern** stammen aus dem Ncl. Edinger-Westphal (= Ncl. oculomotorius accessorius) und gelangen mit dem N. oculomotorius zum Ganglion ciliare. Dort werden sie verschaltet und ziehen danach zu den glatten inneren Augenmuskeln (= M. sphincter pupillae und M. ciliaris).
Die **sympathischen Fasern** ziehen aus dem Ganglion cervicale superius ohne Umschaltung durch das Ganglion ciliare und innervieren den M. dilatator pupillae.
Die **sensiblen Fasern** aus dem N. nasociliaris des N. trigeminus ziehen ebenfalls unverschaltet durch das Ganglion hindurch und innervieren die Hornhaut des Auges.

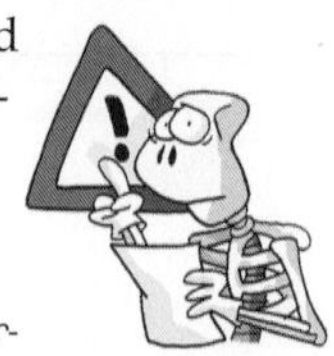

Übrigens...
Wird das Ganglion ciliare geschädigt, erlischt der Kornealreflex und die Pupille kann nicht mehr auf Lichtreize reagieren.

3.14.2 Ganglion pterygopalatinum

Das Ganglion pterygopalatinum liegt in der Fossa pterygopalatina. Dort werden die sekretorischen Fasern zur Tränendrüse auf das zweite Neuron umgeschaltet.
Die **parasympathischen Fasern** erhält es über den N. petrosus major aus dem Intermediusanteil des N. facialis. Die postganglionären Fasern ziehen mit dem N. zygomaticus aus dem N. maxillaris zur Orbita und von dort zur Tränendrüse, die sie sekretorisch innervieren.
Die **sympathischen Fasern** kommen aus dem Plexus caroticus.
Die **sensiblen Fasern** stammen aus den Rr. ganglionares aus dem N. maxillaris. Sie innervieren den Gaumen sowie die Nasennebenhöhlen sensibel.

3.14.3 Ganglion submandibulare

Das Ganglion submandibulare liegt oberhalb der Glandula submandibularis. Es innerviert die Glandulae submandibularis und sublingualis sowie einige akzessorische Zungendrüsen.
Die **parasymphatischen Anteile** stammen aus der Chorda tympani des N. facialis und versorgen außer der Glandula parotis ALLE Speicheldrüsen.
Die **symphatischen Anteile** stammen aus dem Plexus caroticus und die **sensiblen Fasern** entstammen dem N. lingualis.

3.14.4 Ganglion oticum

Das Ganglion oticum liegt in der Fossa infratemporalis, medial des Austritts des N. mandibularis. Dort werden die parasympathischen Fasern für die Glandula parotis verschaltet.
Die **parasympathischen Fasern** verlaufen über den N. petrosus minor aus dem N. glossopharyngeus zum Ganglion, werden dort verschaltet und ziehen dann mit dem N. auriculotemporalis aus V3 zur Glandula parotis.
Die **sympathischen Fasern** entstammen dem Plexus caroticus und gelangen über die A. meningea media zum Ganglion.
Die **sensiblen Fasern** werden hier von motorischen Fasern begleitet und entstammen dem N. mandibularis. Die **motorischen Fasern** innervieren den M. tensor veli palatini sowie den M. tensor tympani.

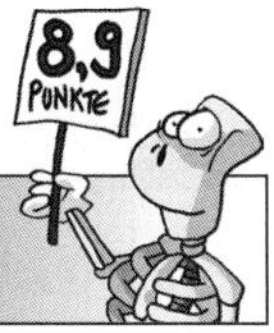

DAS BRINGT PUNKTE

Es lohnt sich, das Kapitel 3.1 genau durchzuarbeiten. Viele der hierzu gestellten Fragen galten der Makroskopie. Ihr solltet euch daher unbedingt merken welcher Nerv welches Foramen als Schädeldurchtrittsstelle nutzt.
Häufig wurde auch das Thema Augenmuskeln, deren Innervation und Funktion gefragt. Daher hier noch mal eine kurze Zusammenfassung:

Muskel	Funktion	Innervation
M. rectus superior	hebt den Blick	N. oculomotorius (III)
M. rectus inferior	senkt den Blick	N. oculomotorius (III)
M. rectus medialis	Blick nach medial	N. oculomotorius (III)
M. obliquus inferior	hebt den Blick	N. oculomotorius (III)
M. rectus lateralis	Blick nach lateral	N. abducens (VI)
M. obliquus superior	senkt den Blick	N. trochlearis (IV)

Tabelle 5: Funktion und Innervation der Augenmuskeln

Des Weiteren solltet ihr den N. trigeminus mit seinen Aufteilungen kennen und wissen, dass im Ganglion trigeminale NUR Nervenzellkörper liegen.
Außerdem wurde gern nach dem Verlauf und dem Innervationsgebiet des N. facialis einschließlich der Chorda tympani gefragt.

Auch klinische Fragen wurden häufig gestellt. Merkt euch daher bitte, dass

- eine Schädigung der Radix motoria des N. trigeminus KEINEN Ausfall des M. buccinator zur Folge hat, da dieser durch den N. facialis innerviert wird.
- durch das Foramen rotundum der erste Ast des N. trigeminus (= N. maxillaris) zieht und dass dieser KEINE motorischen Fasern besitzt.
- bei Schädigung des N. accessorius der M. trapezius gelähmt ist. Deshalb kann der Arm nicht mehr über die Horizontale gehoben werden.
- der N. intermediofacialis sensorisch über die Chorda tympani die vorderen 2/3 der Zunge versorgt.
- nach Durchtrennung des N. oculomotorius man Paresen im M. rectus medialis, M. rectus inferior, M. rectus superior sowie M. obliquus inferior findet. Der M. obliquus superior wird duch den N. trochlearis, der M. rectus lateralis durch den N. abducens innerviert.
- bei der peripheren Fazialisparese Stirnrunzeln, Lidschluss und Mundbewegungen auf der betroffenen Seite fehlen.
- bei der zentralen Fazialisparese lediglich die mimische Muskulatur unterhalb des Auges nicht mehr bewegt werden kann, da der Teil oberhalb des Auges auch von kontralateral mitversorgt wird.
- bei einer Schädigung des N. hypoglossus die Zunge zur erkrankten Seite abweicht.

Ein weiterer Physikumsliebling sind die Fragen nach der sekretorischen Innervation der Speicheldrüsen und nach den parasympathischen Kopfganglien.

Ganglion	parasympathisch	sympathisch	sensibel
Ggl. ciliare	aus Ncl. Edinger-Westphal über den N. oculomotorius	aus dem Ggl. cervicale superius	aus dem N. nasociliaris des N. trigeminus
Ggl. pterygopalatinum	über den N. petrosus major aus dem N. facialis	aus dem Plexus caroticus	aus den Rr. ganglionares des N. maxillaris
Ggl. submandibulare	aus der Chorda tympani des N. facialis	aus dem Plexus caroticus	aus dem N. lingualis
Ggl. oticum	aus dem N. petrosus minor aus dem N. glossopharyngeus	aus dem Plexus caroticus	aus dem N. mandibularis (werden von motorischen Fasern begleitet)

Tabelle 6: Die parasympathischen Kopfganglien mit ihren durchziehenden Fasern

Für die vier Kopfganglien gilt: Jedes Ganglion weist drei zuführende Äste auf. Es werden NUR die parasympathischen Fasern umgeschaltet; die sympathischen und sensiblen Fasern werden NICHT verschaltet.

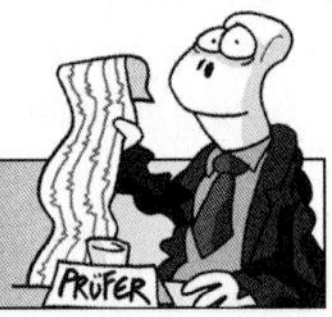

BASICS MÜNDLICHE

Durch welches Foramen verlässt der N. maxillaris, mandibularis, glossopharyngeus, vagus, accessorius, hypoglossus den Schädel?
Foramen rotundum, ovale, jugulare, jugulare, jugulare, Canalis hypoglossi.

Welchen Muskel versorgt der N. abducens?
M. rectus lateralis.

Welchen Muskel versorgt der N. trochlearis?
M. obliquus superior.

Was wird im Ganglion trigeminale/geniculi umgeschaltet?
Nichts! Dort liegen nur Nervenzellkörper der pseudounipolaren Nervenzellen.

Was wird in den Kopfganglien umgeschaltet?
Immer nur der Parasympathicus.

KURZE PAUSE ZUR REGENERATION EURER NERVEN...

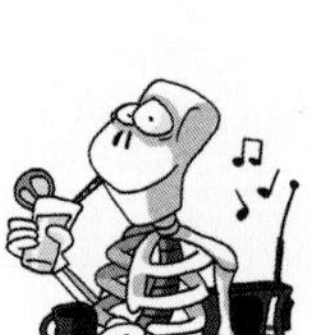

4 Rückenmark

Das Rückenmark enthält Nervenzellen und Nervenfasern. Es ist afferent und efferent mit dem Gehirn verbunden. Im Rückenmark liegen auch die Motoneurone, die die Muskeln motorisch innervieren und damit Bewegungen ermöglichen.

4.1 Makroskopie

Die Medulla spinalis (= Rückenmark) ist ca. 45 cm lang, liegt im Wirbelkanal und ist von Hirnhäuten und Liquor umgeben. Sie reicht beim Erwachsenen bis zum 1. Lendenwirbelkörper und endet im Conus medullaris.

MERKE:
Beim Säugling reicht das Rückenmark noch bis zum dritten Lendenwirbelkörper (= LWK), beim Erwachsenen nur bis zum ersten LWK. Dies resultiert aus dem - im Vergleich zum Rückenmark - schnelleren Wachstum der Wirbelsäule.

Das Rückenmark ist am Schädel im Bereich des Foramen magnum und am Os sacrum über das **Filum terminale** fixiert und macht alle Bewegungen mit.

Übrigens...
Das Filum terminale wird in der mündlichen Prüfung leicht mit einem Nerv verwechselt! Ihr vermeidet diesen Fehler, wenn ihr den Conus medullaris aufsucht und den daraus entspringenden Fortsatz als Filum terminale (= Gliagewebe) zeigt.

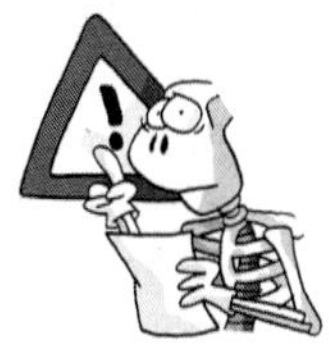

Schaut man sich das Rückenmark in seiner gesamten Länge an, findet man 2 Verdickungen:

- **Intumescencia** (= Anschwellung) **cervicalis** und
- **Intumescencia lumbosacralis.**

Diese Verdickungen liegen im Bereich der Segmente, die den Plexus cervicalis/brachialis und lumbosacralis bilden. Die Anschwellung kommt durch die große Anzahl motorischer Neurone zustande.
Im folgenden Querschnitt sind schematisch alle wesentlichen makroskopischen Details dargestellt.

MERKE:
Die Fissura mediana anterior liegt vorn.

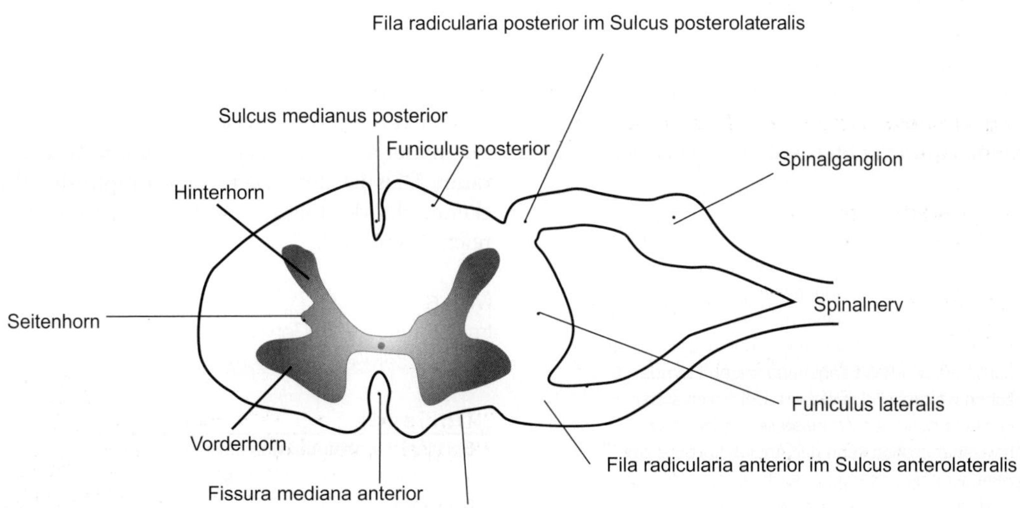

Abb. 10: Rückenmark im Querschnitt

Das Rückenmark kann in Segmente (= Abschnitte) eingeteilt werden. Dabei gibt es ebenso viele Rückenmarkssegmente, wie Wirbelkörper, mit einer Ausnahme:
Der Mensch hat sieben Halswirbelkörper aber acht zervikale Spinalnervenpaare. Dies hat entwicklungsgeschichtliche Ursachen, denn die Okziputkondylen waren ursprünglich ein eigener Wirbel und sind sekundär mit dem Okziput verwachsen. Deshalb ziehen die Spinalnerven im Zervikalmark (C1 – C8) **oberhalb des Wirbelkörpers**. Im Thorakalmark ziehen die 12 Spinalnervenpaare dagegen **unterhalb des Wirbelkörpers**, ebenso wie im Lumbalmark (L1 – L5), Sakralmark (S1 – S5) und Kokzygealmark.

MERKE:
Im Zervikalmark gibt es acht Spinalnervenpaare. Diese ziehen oberhalb des entsprechenden Wirbelkörpers. Im Thorakal-, Lumbal- und Sakralmark gibt es genau so viele Spinalnervenpaare wie Wirbel. Die Spinalnerven ziehen unterhalb des entsprechenden Wirbelkörpers.

Wie schon vorne beschrieben, reicht das Rückenmark beim Erwachsenen bis zum ersten Lendenwirbelkörper. D. h., dass z. B. das Rückenmarksegment L1 noch im Bereich der Brustwirbelsäule liegt. Dementsprechend verlaufen die Nervenwurzeln nach ihrem Austritt aus dem Rückenmark noch ein Stück im Wirbelkanal nach unten, bevor sie in ihrem zugehörigen Foramen intervertebrale austreten. Ab LWK 1 laufen im Wirbelkanal nur noch Nervenfasern zu ihren Intervertebrallöchern. Diese Fasern werden als **Cauda equina** (= Pferdeschwanz) bezeichnet.

Übrigens...

Sehr häufig hört man von Bandscheibenvorfällen und damit verbundenen Schmerzen/Ausfallerscheinungen. Die Bandscheiben (= Zwischenwirbelscheiben) liegen zwischen den Wirbelkörpern und sind nach ventral und dorsal durch ein straffes Längsband gegen Herausrutschen weitgehend gesichert. Bei chronischer Fehlbelastung der Wirbelsäule mit Bandscheibendegeneration kann der Anulus fibrosus der Bandscheibe reißen und der Nucleus pulposus wird meist nach lateral herausgequetscht. Dies wird als Bandscheibenvorfall/Discusprolaps bezeichnet. Makroskopisch tritt die Nervenwurzel (z. B. L 4) im oberen Drittel von LWK 4 aus dem Durasack aus und zieht dann schräg nach kaudal ventral, um im Foramen intervertebrale auszutreten. Die Nervenwurzel L5 liegt dorsolateral der Bandscheibe L 4/5. Dies hat bei einem Discusprolaps von L 4/5 eine Kompression der Nervenwurzel L 5 zur Folge. **Danach wird häufig im Mündlichen gefragt.**

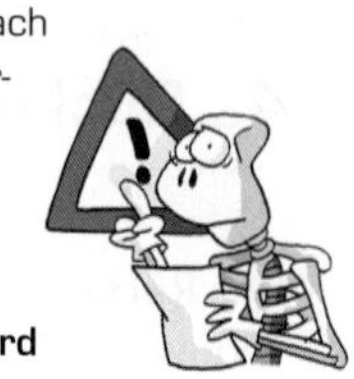

4.2 Rückenmarkshäute

Das Rückenmark ist - ebenso wie das Gehirn - von einer harten und einer weichen Hirnhaut umgeben.
Die weiche Hirnhaut besteht aus zwei Anteilen:
- Die **Pia mater** liegt dem Rückenmark direkt an und zieht auch in die Furchen hinein.
- Die **Arachnoidea mater** (= Spinnengewebshaut) liegt der harten Hirnhaut von innen an und hüllt das Rückenmark samt Pia mater ein, ohne bis in die Furchen zu ziehen.

Die **Dura mater** (= harte Hirnhaut) besteht aus straffem Bindegewebe und hüllt die beiden anderen Häute von außen ein.

4.3 Räume im und um das Rückenmark

Der Raum zwischen dem Periost der Wirbelkörper und der Dura mater heißt **Epiduralraum** oder **Periduralraum**. Er ist mit Fettgewebe und einem darin eingebetteteten einem Venenplexus ausgefüllt. Die Spinalnerven durchziehen diesen Raum auf dem Weg zum Foramen intervertebrale. Dura mater und Arachnoidea sind miteinander verwachsen. Zwischen Arachnoidea und Pia mater befindet sich der **Subarachnoidalraum**. Dies ist der äußere Liquorraum des Rückenmarks, der folglich mit Liquor gefüllt ist. Er reicht bis SWK 2.

MERKE:
Im Gegensatz zum Gehirn existiert im Rückenmark ein Epi- oder Periduralraum.

Übrigens...

- Bei einer **Lumbalpunktion** gewinnt man Liquor, indem man zwischen LWK 3/4 den Subarachnoidalraum punktiert.
- Eine **Peridural- (Epidural-)anästhesie** wird zur **selektiven Blockade** einzelner Spinalnerven eingesetzt. Dabei sticht man zwischen zwei

Wirbelbögen ein und „spritzt“ sich den Periduralraum mit NaCl-Lösung weit, da dieser mit 1 – 2 mm ziemlich eng ist. Hat man den Periduralraum punktiert, „fällt“ man mit der Kanüle regelrecht in das dort vorhandene Fettgewebe hinein und kann das Lokalanästhetikum applizieren. Da dieses im Fettgewebe schlecht diffundiert, bleibt die anästhetische Wirkung auf wenige Segmente beschränkt.

- Im Gegensatz dazu betäubt man bei der **Spinalanästhesie** alle Wurzeln kaudal der Injektionsstelle gleichzeitig. Das Vorgehen ähnelt dem der Lumbalpunktion, nur injiziert man nach erfolgreicher Punktion ein Lokalanästhetikum, das sich im Liquor verteilt und die Betäubung der Nervenfasern zur Folge hat.

4.4 Graue und weiße Substanz

Makroskopisch kann man graue von weißer Substanz unterscheiden. Die **graue Substanz** enthält die **Perikaryen** der Rückenmarksneurone und weist eine typische Schmetterlingskonfiguration auf. Dabei zeigt der breitere Teil als **Cornu anterius** nach vorn. Er wird als Vorderhorn bezeichnet und enthält motorische Neurone. Im schmaleren **Cornu posterius** (= Hinterhorn) werden sensible Neurone aus dem Spinalganglion umgeschaltet.

MERKE:
ventral = motorisch
dorsal = sensibel

Wie Abbildung 10 auf Seite 23 darstellt, vereinigen sich die Vorderwurzeln und die Hinterwurzeln zum Spinalnerv. Zwischen Vorder- und Hinterhorn befindet sich das **Cornu laterale** (= Seitenhorn), das nur im Thorakal- und Lumbalmark vorkommt und die Neurone des vegetativen Nervensystems enthält.
Bisher haben wir nur vom Querschnitt, also zwei Dimensionen gesprochen. Da das Rückenmark aber ein dreidimensionales Gebilde ist, setzen sich die Vorder- und Hinterhörner über die gesamte Länge des Rückenmarks fort. Man spricht daher von **Säulen** (= Vorder- und Hintersäulen).
Die **Commissura grisea** verbindet die beiden Schmetterlingshälften der grauen Substanz miteinander. Darin befindet sich der **Canalis centralis**. Er steht mit dem inneren Liquorraum des Gehirns in Verbindung, ist jedoch häufig obliteriert.
Histologisch wird die graue Substanz in Laminae (= unterschiedliche Zellschichten) eingeteilt. Diese werden von dorsal nach ventral von I – X nummeriert. Parallel dazu können auch Nervenkerne in der grauen Substanz abgegrenzt werden. Diese können v. a. im Bereich des Hinterhorns den Laminae zugeordnet werden.
Die **weiße Substanz** liegt um die graue Substanz herum und enthält nur **Fortsätze**. Sie wird gegliedert in die **Funiculi** (= Stränge): Vorder-, Seiten- und Hinterstrang.

MERKE:
Hörner und Säulen = graue Substanz
Strang = weiße Substanz

Vorderhorn/Vordersäule:	graue Substanz motorisch
Hinterhorn/Hintersäule:	graue Substanz sensibel
Seitenhorn:	graue Substanz vegetatives Nervensystem
Vorderstrang/Seitenstrang:	weiße Substanz sensible und motorische Bahnen!

Da z. T. auch Bahnen auf Rückenmarksebene kreuzen, müssen Verbindungen zwischen der weißen Substanz der rechten und linken Rückenmarkshälfte vorhanden sein. Diese existieren auch und zwar in Form der **Commissura alba anterior et posterior**, die vor oder hinter der Commissura grisea liegen.

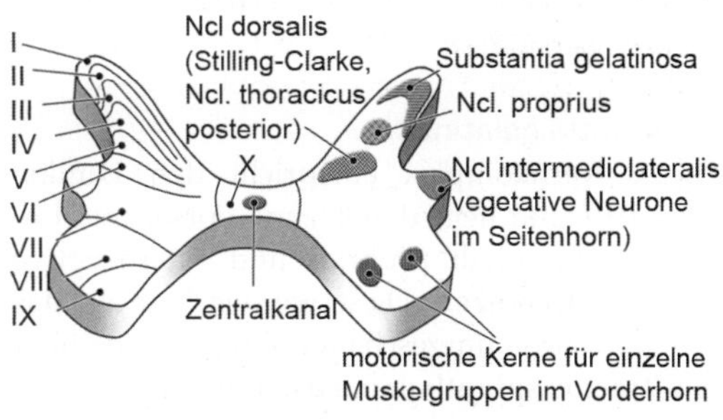

Abb. 11: Gliederung der grauen Substanz

4.4.1 Hinterhorn

Im Hinterhorn endet ein Teil der sensiblen Fasern. Dort wird die sensible Information vom ersten Neuron (= Perikaryon im Spinalganglion) auf das zweite Neuron umgeschaltet.

MERKE:
Die sensible Information läuft über mindestens drei Neurone zum Großhirn: Das Perikaryon des ersten Neurons liegt im Spinalganglion, das zweite Perikaryon liegt im Rückenmark und das dritte Perikaryon im Thalamus.

Ncl. dorsalis (= Stilling-Clarke)

Dieses Kerngebiet wird auch als Ncl. thoracicus posterior bezeichnet. Es nimmt die Lamina V-VI ein und existiert nur im Thorakolumbalmark. Der Ncl. dorsalis empfängt propriozeptive Impulse aus der Peripherie (= Tiefensensibilität). Diese geben Aufschluss über Lage und Stellung des Körpers sowie der Extremitäten und werden im **Tractus spinocerebellaris posterior** zum Kleinhirn weitergeleitet.

Ncl. proprius

Dieser Kern liegt im gesamten Rückenmark in der Mitte des Hinterhorns. Wie der Ncl. dorsalis leitet er propriozeptive Afferenzen.

MERKE:
Propriozeption = Tiefensensibilität
Darunter versteht man sensible Impulse aus den Muskelspindeln, Gelenk- und Sehnenrezeptoren, die Informationen über die Lage und Stellung des Körpers weiterleiten.

Substantia gelatinosa

Dieser Kernkomplex entspricht den Lamina II und III und liegt damit ganz dorsal im Hinterhorn. Er erhält proprio- und exterozeptive **Schmerzafferenzen**. Diese werden hier auf das zweite Neuron umgeschaltet und gelangen über den **Tractus spinothalamicus** zum Thalamus.

4.4.2 Seitenhorn

Das Seitenhorn wird auch **Ncl.** oder **Columna intermediolateralis** genannt. Es existiert im Thorakal-, Lumbal- und Sakralmark, jedoch NICHT im Zervikalmark. Makroskopisch gut sichtbar ist es jedoch nur im Thorakalmark.

Vom Segment C8 bis L2/3 befinden sich im Seitenhorn die ersten Neurone der **sympathischen efferenten Bahn**. Die Umschaltung auf das zweite Neuron erfolgt in den Grenzstrangganglien. Im Sakralmark liegen die ersten Neurone der **parasympathischen efferenten Bahn**. Die Umschaltung auf das zweite Neuron erfolgt nah am Erfolgsorgan.

MERKE:
Der Sympathikus hat seine Neurone thorakolumbal, der Parasympathikus craniosakral.

4.4.3 Vorderhorn

Die im Vorderhorn liegenden Neurone versorgen motorisch (= efferent) die Skelettmuskulatur. Sie liegen im Bereich der Lamina VIII – IX. An Zellen finden sich dort α-, β- und γ-Motoneurone. γ-Motoneurone innervieren die Muskelfasern in den Muskelspindeln, die für die Feinabstimmung der Bewegung mit verantwortlich sind. Als Neurotransmitter der Motoneurone fungiert Acetylcholin.

Übrigens...
Bei der Kinderlähmung (= Poliomyelitis) kommt es zu einer schlaffen Lähmung der vom betroffenen Rückenmarksegment versorgten Muskeln bei erhaltener Sensibilität.

4.5 Reflexe

Ein Reflex ist eine unwillkürliche, immer gleich verlaufende Antwort eines Organs auf einen Reiz. Neben dem **Muskeleigenreflex** und dem **Fremdreflex** gibt es noch andere Arten, auf die hier aber nicht näher eingegangen wird.

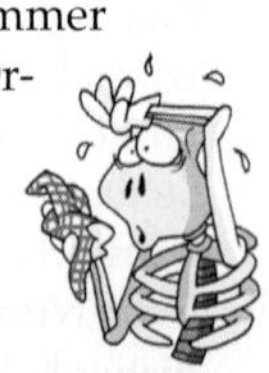

MERKE:
- Bei einem Eigenreflex erfolgen Reiz und Antwort in einem Organ.
- Bei einem Fremdreflex erfolgen Reiz und Antwort in unterschiedlichen Organen. Sie sind stets polysynaptisch.

4.5.1 Muskeleigenreflex

Beim Patellarsehnenreflex z. B. dehnt man durch Schlag auf die Patellarsehne den M. quadriceps femoris und erregt die darin befindlichen Muskelspindeln. Die Afferenzen der Muskelspindeln ziehen durch das Hinterhorn hindurch, um direkt am α-Motoneuron des gedehnten Muskels zu enden. Das α-Motoneuron wird erregt und der gedehnte Muskel kontrahiert sich. In unserem Beispiel kommt es zur Streckung im Kniegelenk. Bei diesem Reflex ist nur eine Synapse zwischengeschaltet. Man spricht deshalb von einem **monosynaptischen Reflex.**

4.5.2 Renshaw-Hemmung

In unserem Beispiel wurden als Reflexantwort die Strecker innerviert. Zur Beendigung des Reflexes tragen die **Renshaw-Zellen** bei. Dies sind Interneurone, die hemmend auf dasjenige Alpha-Neuron projizieren, das die Renshaw-Zellen über eine Kollaterale aktiviert hat.

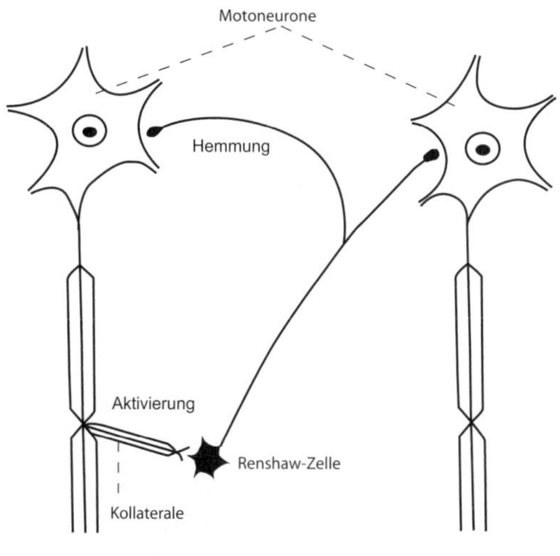

Abb. 12: Renshaw-Zellen

4.5.3 Fremdreflex

Als Beispiel soll hier das Treten in eine Glasscherbe dienen. Dabei registriert die Haut den Schmerzreiz und das Bein wird reflektorisch im Knie gebeugt (= der Fuß zurückgezogen). Das andere Knie wird gestreckt, um das Gleichgewicht zu halten. Die Afferenz aus der Haut des Fußes zieht in das Hinterhorn und wird dort auf zwei Zwischenneurone umgeschaltet. Das erste erregt das **ipsilaterale** Motoneuron, das die Kniebeuger innerviert, das zweite Interneuron erregt das **kontralateral** gelegene Motoneuron zur Innervation der Kniestrecker im anderen Bein.

4.6 Bahnen

Die auf- und absteigenden Bahnen des Rückenmarks verlaufen in der weißen Substanz im Vorder-, Seiten- und Hinterstrang.

MERKE:

- Die meisten absteigenden Bahnen enden im Vorderhorn und werden deshalb auch als motorische Bahnen bezeichnet.
- Die meisten aufsteigenden Bahnen nehmen ihren Ursprung im Hinterhorn und werden als sensible Bahnen bezeichnet.

Die linke Körperhälfte ist sowohl sensibel als auch motorisch überwiegend in der rechten Großhirnhemisphäre repräsentiert und umgekehrt. Das bedeutet, dass fast alle Bahnen irgendwann zur Gegenseite kreuzen.

4.6.1 Sensible (= aufsteigende) Bahnen

MERKE:

Die Bahnen werden in aller Regel nach Ursprungs- und Zielort benannt. Daher zieht z. B. der Tractus spinothalamicus vom Rückenmark zum Thalamus.

Tractus spinothalamicus

Diese Bahn wird auch als Vorderseitenstrang bezeichnet und setzt sich aus zwei Teilen, dem Tractus spinothalamicus lateralis et anterior zusammen. Im Vorderseitenstrang werden grobe Druck,- Tast-, Temperatur- und Schmerzempfindungen geleitet. Diese fasst man auch als **protopathische Sensibilität** zusammen. Die Schmerzafferenzen werden in der Substantia gelatinosa auf das zweite Neuron umgeschaltet, nachdem sie direkt nach ihrem Eintritt ins Rückenmark ein bis zwei Segmente aufgestiegen sind. Zusammen mit den anderen Faserqualitäten **kreuzen** sie in der **Commissura alba** auf die Gegenseite und ziehen zum Thalamus. Von dort projizieren sie zur Großhirnrinde.

Übrigens...

Unter **dissoziierter Empfindungsstörung** versteht man einen isolierten Ausfall der protopathischen Sensibilität.

Hinterstrangbahnen

Der Hinterstrang wird durch zwei Bahnen gebildet. Der **Fasciculus gracilis** führt die Impulse der unteren Extremität und liegt im Rückenmark ganz medial. Der **Fasciculus cuneatus** existiert erst ab dem Thorakalmark und führt dementsprechend die Impulse der oberen Extremität. Er liegt lateral des Fasciculus gracilis. Daraus ergibt sich eine somatotope Gliederung.

Die Hinterstrangbahnen werden auf Rückenmarksebene **NICHT verschaltet**, sondern ziehen **ungekreuzt** zur Medulla oblongata. Dort werden sie im Ncl. gracilis et cuneatus auf das zweite Neuron umgeschaltet. Danach kreuzen sie vor Eintritt in den Thalamus zur Gegenseite.

Die Hinterstrangbahnen leiten **proprio-** (= Information aus den Muskel-, Sehnen- und Gelenkrezeptoren über Lage und Stellung der Extremitäten) und **exterozeptive** (= Information über Lokalisation und Qualität einer Berührung) Impulse der **epikritischen Sensibilität.**

MERKE:

Da die Hinterstränge ungekreuzt verlaufen, kommt es bei einer Schädigung zu Ausfällen auf der ipsilateralen Seite.

Kleinhirnseitenstrangbahnen

Die Kleinhirnseitenstrangbahnen bestehen ebenfalls aus zwei Bahnen:

- **Tractus spinocerebellaris posterior** und
- **Tractus spinocerebellaris anterior.**

Der Tractus spinocerebellaris posterior entspringt im Ncl. dorsalis (= Stilling-Clarke, s. Abb. 11, S. 25) und leitet propriozeptive Informationen im **gleichseitigen** Seitenstrang zum Kleinhirn. Der Tractus spinocerebellaris anterior entspringt an der Basis des Hinterhorns (= Lamina V – VIII) und leitet ebenfalls propriozeptive Informationen zum Kleinhirn. Allerdings verläuft der Tractus spinocerebellaris anterior **gleichseitig und gekreuzt** im ventrolateralen Seitenstrang. Die auf Rückenmarksebene gekreuzten Anteile kreuzen beim Eintritt ins Kleinhirn wieder nach ipsilateral zurück.

MERKE:

Das Kleinhirn erhält über den Tractus spinocerebellaris posterior et anterior nur Afferenzen aus dem ipsilateralen Rückenmark. Mithilfe dieser Informationen reguliert das Kleinhirn die Feinmotorik.

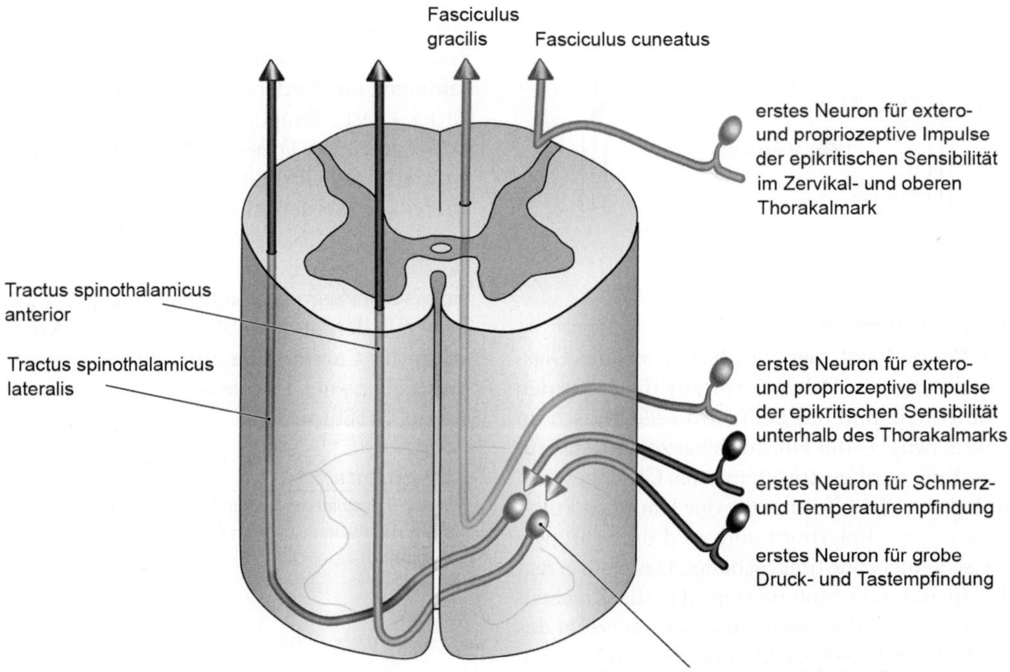

Abb. 13: Vorderseiten- und Hinterstrangbahn

4.6.2 Motorische (= absteigende) Bahnen

Im Prinzip gibt es zwei wichtige motorische Bahnsysteme. Zum einen die **Pyramidenbahn**, die den Hauptteil der absteigenden Bahnen ausmacht und zum anderen die **extrapyramidalen Bahnen**.

Pyramidenbahn (= Tractus corticospinalis)

Die Pyramidenbahn nimmt ihren Ursprung im Motocortex, zieht durch den Hirnstamm und bildet in der Medulla oblongata die medial liegende **Pyramide**. Direkt darunter **kreuzen ca. 90 %** der Fasern zur Gegenseite (= Pyramidenbahnkreuzung oder Decussatio pyramidorum), um anschließend als Tractus corticospinalis lateralis im Seitenstrang nach unten zu ziehen und die α-Motoneurone zu innervieren. Die 10 % der ungekreuzten Fasern laufen medial der Fissura longitudinalis anterior als Tractus corticospinalis anterior nach unten, um schließlich in Segmenthöhe auch zu kreuzen.

MERKE:
Alle Fasern der Pyramidenbahn kreuzen zur Gegenseite.

Übrigens...
Eine Schadigung der Pyramidenbahn hat eine schlaffe Parese mit Beeinträchtigung vor allem der Feinmotorik zur Folge. Bei der Schädigung fällt dementsprechend auch die Kontrollfunktion aus, so dass primitive Reflexe wieder ausgelöst werden können. Ein klinisch wichtiges Beispiel hierfür ist der **Babinski-Reflex** (= Bestreichen des lateralen Fußrandes führt zur Dorsalextension der Großzehe).

Extrapyramidale Bahnen

Hierunter versteht man alle motorischen Bahnen, die ins Rückenmark projizieren und nicht in der Pyramidenbahn verlaufen.

Ursprung	Name der Bahn	Kreuzung
Ncl. ruber	Tractus rubrospinalis	ja
Ncll. vestibulares	Tractus vestibulospinalis	nein
Formatio reticularis	Tractus reticulospinalis	läuft bilateral

Tabelle 7: Extrapyramidale Bahnen

Die extrapyramidalen Bahnen (außer Tractus rubrospinalis) innervieren in erster Linie die Motoneurone der Rumpf- und proximalen Extremitätenmuskulatur. Deshalb sind sie vorrangig für die **Massenbewegungen** von Rumpf und Extremitäten verantwortlich. Besonders der Tractus vestibulospinalis sowie der Tractus reticulospinalis spielen eine wichtige Rolle für den **Tonus** der Muskulatur.

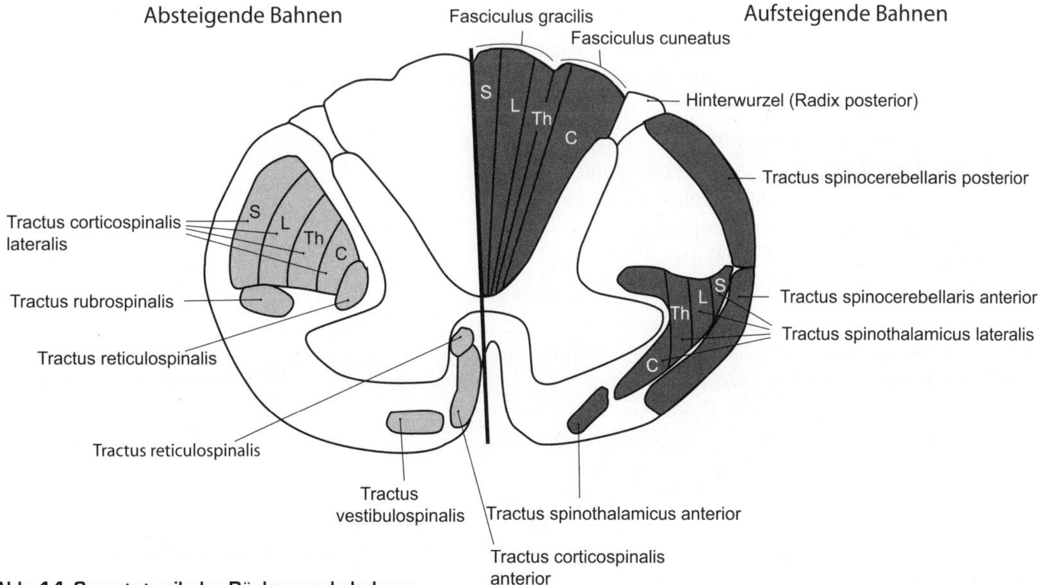

Abb. 14: Somatotopik der Rückenmarksbahnen

4.7 Gefäßversorgung

Das Rückenmark wird durch drei längs verlaufende Arterien mit Blut versorgt. Die A. spinalis anterior läuft in der Fissura longitudinalis anterior. Sie entspringt aus den beiden Aa. vertebrales. Dorsal verlaufen zwei Aa. spinales posteriores, die aus den Aa. posteriores inferiores cerebelli entspringen. Besonders im Bereich der Intumeszenzen (= Verdickungen) sichern Zuflüsse, die von den Interkostal- bzw. Lumbalarterien abstammen, die Blutversorgung.

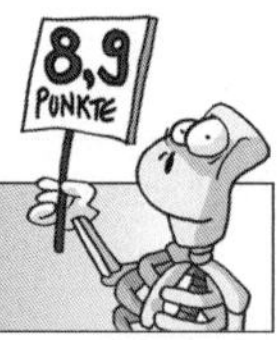

DAS BRINGT PUNKTE

Bei Fragen zum Rückenmark könnt ihr wieder gut mit diesem Faktenwissen punkten:

- Das Rückenmark ist ca. 40 – 45 cm lang, besteht aus acht Zervikal-, zwölf Thorakal-, fünf Lumbal- und fünf Sakralsegmenten.
- Das Rückenmark endet im Conus medullaris auf Höhe des ersten/zweiten Lendenwirbelkörpers.
- Dem Rückenmark selbst liegt die Pia mater an. Danach folgen nach außen Arachnoidea und Dura mater.
- Der Subarachnoidalraum ist der äußere Liquorraum des Rückenmarks und steht mit dem äußeren Liquorraum des Hirns in Verbindung.
- Im Querschnitt des Rückenmarks erkennt man graue (= Perikaryen) und weiße (= Bahnen) Substanz.
- Die graue Substanz gliedert sich in Hinterhorn (= Afferenzen), Vorderhorn (= Efferenzen) und Seitenhorn (= nur im Thorakal-, Lumbal- und Sakralmark, sympathisch oder parasympathisch).
- In der weißen Substanz unterscheidet man aufsteigende (= sensible) und absteigende (= motorische) Bahnen.

Aber wie so oft, lauern auch in diesem Kapitel kleinere Schwierigkeiten wie: „Wo wird die Bahn verschaltet, wo kreuzt sie?“ Tabelle 8 soll euch helfen, diese Hürde zu nehmen.

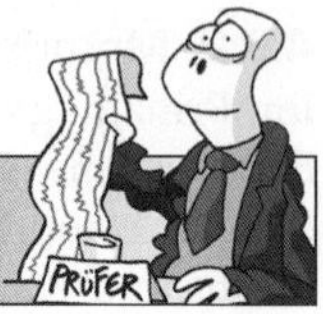

BASICS MÜNDLICHE

Was ist der Conus medullaris?
Kaudales Ende des Rückenmarks.

Wie viele Zervikalnervenpaare gibt es?
Acht.

Was ist ein Eigenreflex?
Reiz und Antwort erfolgen in einem Organ.

Kreuzen alle Pyramidenbahnfasern?
Ja. 90 % in der Pyramide, 10 % auf Segmentebene.

Was versteht man unter einer schlaffen Lähmung?
Eine schlaffe Lähmung ist immer eine periphere Lähmung, bei der der Muskel durch den peripheren Nerv nicht innerviert wird.

Was versteht man unter einer spastischen Lähmung?
Eine spastische Lähmung ist immer eine zentrale Lähmung; es kommt durch Tonussteigerung der Muskulatur zur gesteigerten Auslösbarkeit von Eigenreflexen.

ZEIT, DER LÄHMUNG EURER GESÄSSMUSKULATUR MIT EINER PAUSE VORZUBEUGEN...

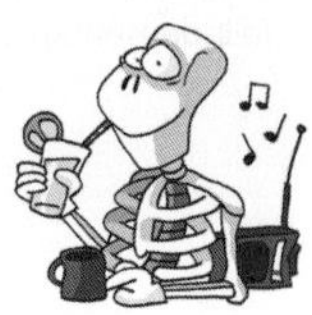

Bahn	Qualität	Verschaltung/Kreuzung
sensibler Vorderseitenstrang (= Tractus spinothalamicus)	Schmerz, Temperatur, grobe Druck- und Tastempfindung (= protopathische Sensibilität)	segmentale Verschaltung mit nachfolgender Kreuzung
Hinterstrangbahnen (= Fasciculus gracilis et cuneatus)	fein differenzierte Tastwahrnehmung und Propriozeption (= epikritische Sensibilität)	Verschaltung und Kreuzung erst im Hirnstamm
Kleinhirnseitenstrangbahnen	propriozeptive Impulse zum Kleinhirn	teilweise gekreuzt, teilweise ungekreuzt zum Kleinhirn
Pyramidenbahn (= Tractus corticospinalis)	feinmotorische Innervation der distalen Extremitätenmuskulatur	90% kreuzen im Bereich der Medulla oblongata, 10% kreuzen später
extrapyramidale Bahnen (Ursprung in den Hirnnervenkernen)	grobmotorische Innervation der proximalen Extremitätenmuskulatur	

Tabelle 8: Wichtigste Bahnen, ihre Faserqualitäten sowie Verschaltung und Kreuzung

5 Makroskopie des Gehirns

In diesem Kapitel werden die grundlegenden makroskopischen Strukturen dargestellt, die ihr am kompletten und sagittal halbierten Gehirn erkennen solltet. Auf erklärenden Text wurde hier weitestgehend verzichtet, da die wesentlichen Strukturen im vorangegangenen und nachfolgenden Text erklärt werden.

5.1 Topographische Achsen

Wie bereits in Abschnitt 2.1.3, Seite 9 erwähnt, kommt es durch das unterschiedlich schnelle Wachstum der Hirnbläschen zu einem Abkippen des Neuralrohrs nach vorn zwischen Mittel- und Zwischenhirn um ca. 60°. Damit ergeben sich unterschiedliche topographische Bezeichnungen für Hirnstamm sowie Zwischen- und Großhirn.

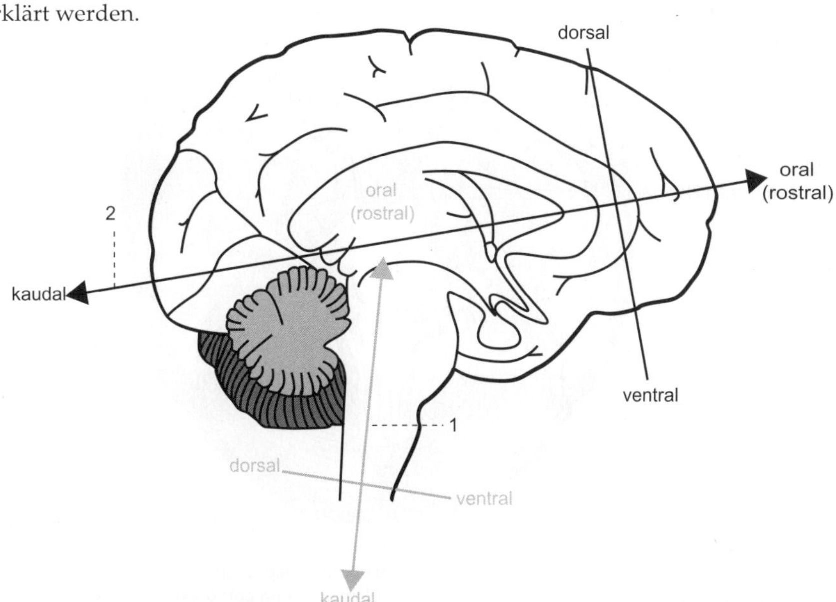

Abb.15: Topographische Achsen

5.2 Lateralansicht des Gehirns

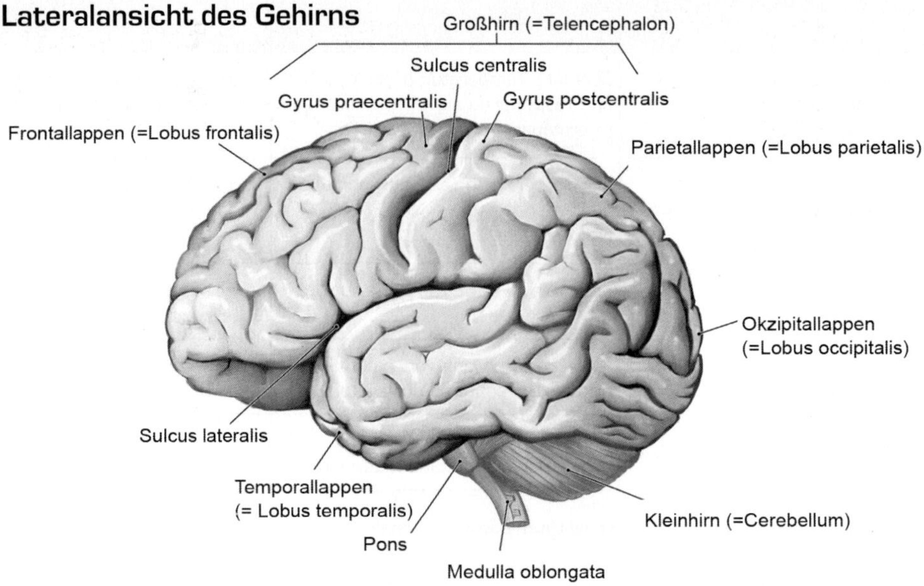

Abb. 16: Lateralansicht des Gehirns

5.3 Basalansicht des Gehirns

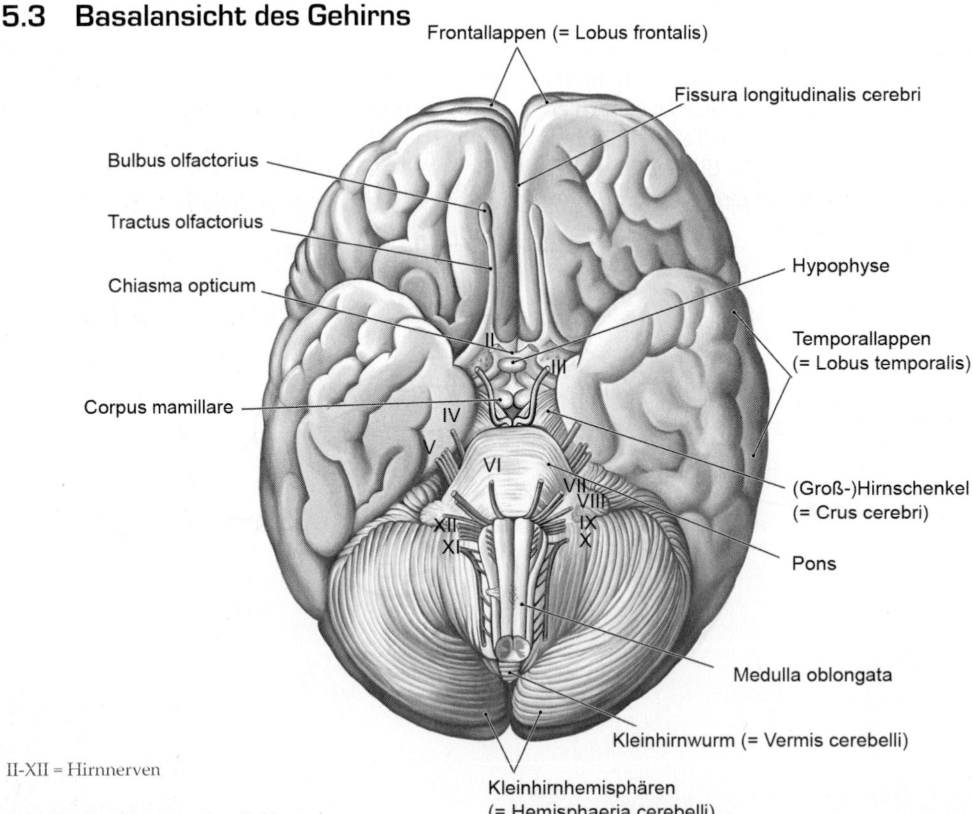

Abb. 17: Basalansicht des Gehirns

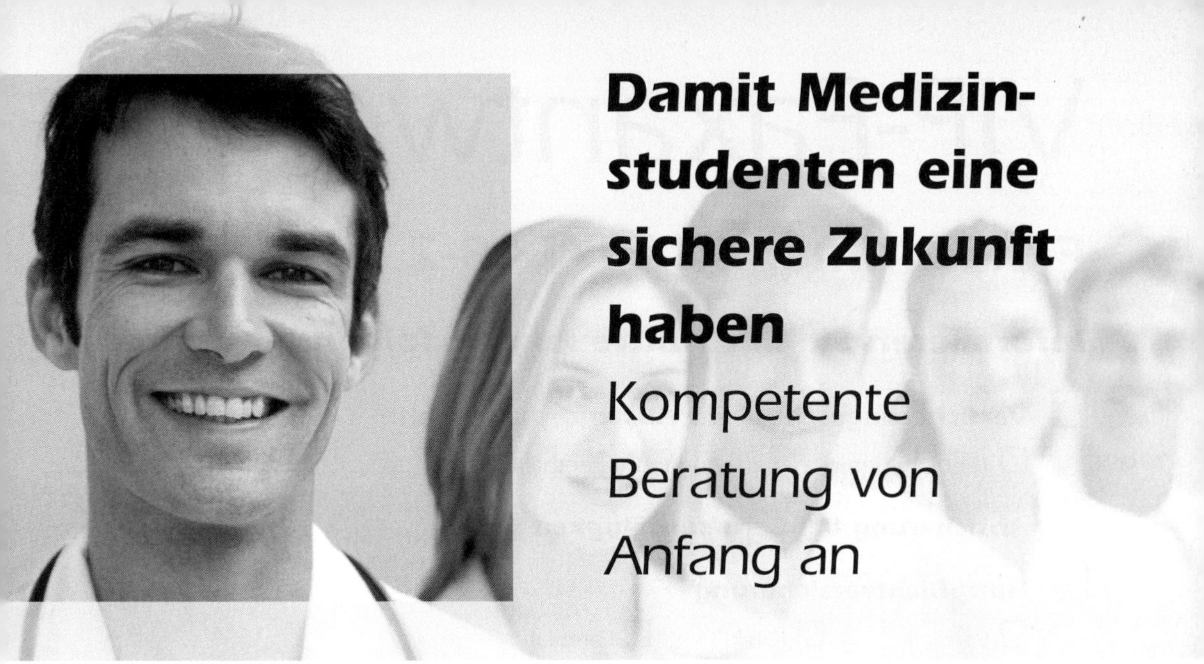

VIP-Faxantwort

Fax-Hotline: 02 21/1 48-2 14 42

Informieren Sie mich bitte zu den folgenden Themen:

☐ **Versicherungsschutz für Auslandsaufenthalte**

☐ Länderinformationen für Auslandsaufenthalte. Land: ____________________

☐ **Absicherung bei Berufsunfähigkeit**

☐ **Haftpflichtversicherung**

☐ Vorklinik ☐ Klinik ☐ Famulatur

☐ **Seminarangebote rund um Prüfungsvorbereitung, Bewerbung und Karriere**

☐ **Sonstiges:** ____________________

Name/Vorname Straße/Ort

Telefon Fax

E-Mail Universität Semester

Ich wünsche eine persönliche Beratung. Bitte melden Sie sich zwecks Terminvereinbarung am günstigsten in der Zeit von ________ Uhr bis ________ Uhr unter der vorgenannten Rufnummer.

Datum Unterschrift

Deutsche Ärzte Finanz
Beratungs- und Vermittlungs-AG
Colonia Allee 10–20 · 51067 Köln
Telefon: 02 21/1 48-3 23 23
Telefax: 02 21/1 48-2 14 42
E-Mail: service@aerzte-finanz.de
www.aerzte-finanz.de

5.4 Medialansicht des Gehirns

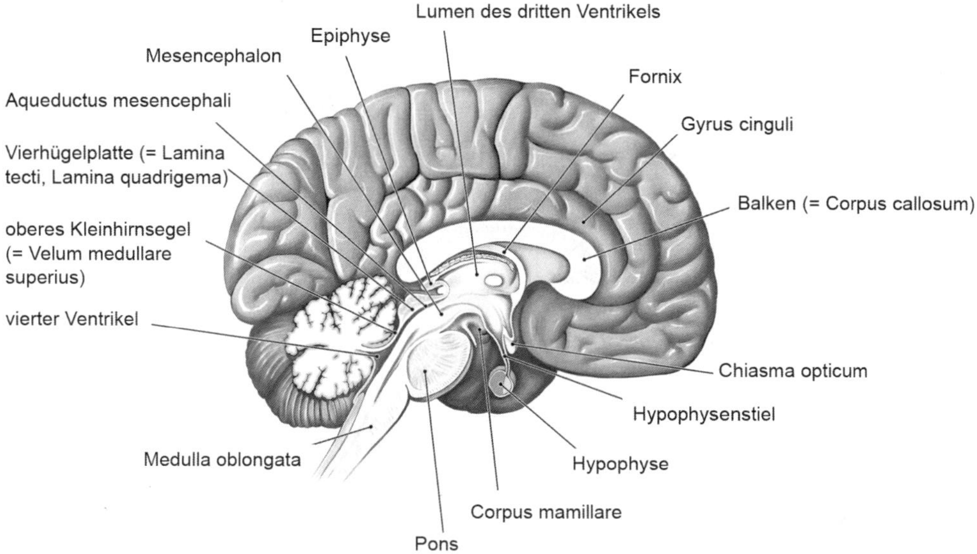

Abb. 18: Medialansicht des Gehirns

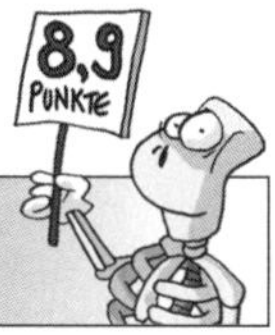

DAS BRINGT PUNKTE

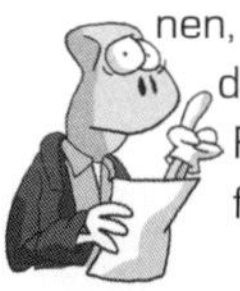

Auch wenn es euch nicht gefällt... hier hilft nur Lernen, Lernen, Lernen. Versucht makroskopisch den Überblick zu behalten und die Strukturen zu benennen, dann könnt ihr daraus deren Lage zueinander ableiten. Damit lassen sich die meisten Fragen auch schon beantworten. Echte Prüfungslieblinge gibt es hier nicht.

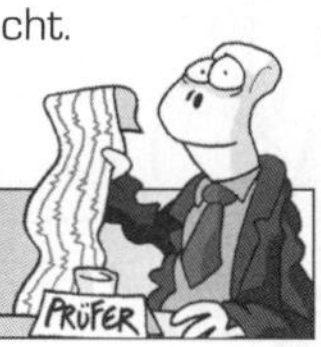

BASICS MÜNDLICHE

Makroskopische Fragen werden gern an den Anfang einer mündlichen Prüfung gestellt. Damit kann der Prüfer schnell Faktenwissen (am Präparat lernen...) abfragen und dies als Einstieg in anspruchsvollere Themen nutzen.
An dieser Stelle - repräsentativ für alle anderen Strukturen - hier als Beispiel die Medulla oblongata:

Wie heißt diese Struktur? (Prüfer zeigt am Präparat auf die Medulla oblongata...)
Medulla oblongata.

Welche Funktion hat die Medulla oblongata?
Hier kreuzt der größe Teil der Pyramidenbahnen (= motorische Fasern) und ca. 80% der sensiblen Fasern. Außerdem enthält sie Anhäufungen von Nervenzellkernen (= graue Substanz, substantia grisea) mit lebenswichtigen vegetativen Zentren für Stoffwechsel, Atmung, Herzschlag, Blutgefäßweite, Reflexe (= Husten, Niesen, Brechen, Schlucken, Lidschluss, Saugen des Säuglings). Des Weiteren liegen hier auch die Ursprungskerne der Hirnnerven VIII – XII.

Wodurch wird die Medulla oblongata begrenzt?
Die Medulla oblongata reicht per definitionem von der Pons (= cranial) bis zum Abgang des ersten Zervikalnervs aus dem Rückenmark (= caudal).

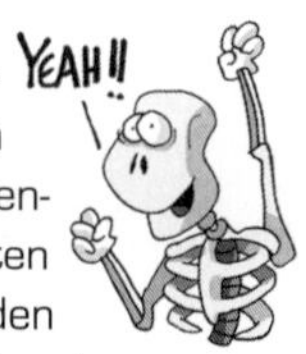

Pluspunkte sammelt ihr übrigens bei jedem Prüfer, wenn ihr zum Zeigen von Strukturen eine Sonde oder Pinzette verwendet. Am besten umfahrt ihr die gefragten Strukturen und benennt die angrenzenden Strukturen. Faktenwissen wird vom Prüfer einfach vorausgesetzt und die Laune des Prüfers wird sicherlich kontinuierlich besser, je mehr ihr von euch aus (= unaufgefordert) erzählt. Also traut euch!

6 Medulla oblongata und Pons

Diese beiden Gebiete stehen topographisch sowie funktionell in engem Kontakt und werden deshalb hier zusammen besprochen.

6.1 Topographie

Per definitionem reicht die Medulla oblongata (= verlängertes Mark) vom Abgang des ersten Zervikalnervs bis zur Pons (= Brücke). Die Fasern der Pons haben alle einen queren Verlauf. Pons und Medulla oblongata bilden die Rautengrube, den Boden des vierten Ventrikels.

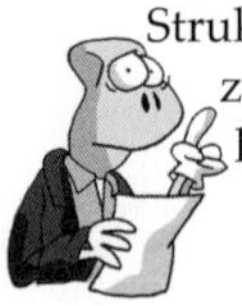

Mit Hilfe der beiden nachfolgenden Abbildungen könnt ihr euch einen Überblick über die Strukturen von der Medulla oblongata bis hin zum Diencephalon verschaffen. Auch hier hilft leider nur eins: Lernen am Präparat...

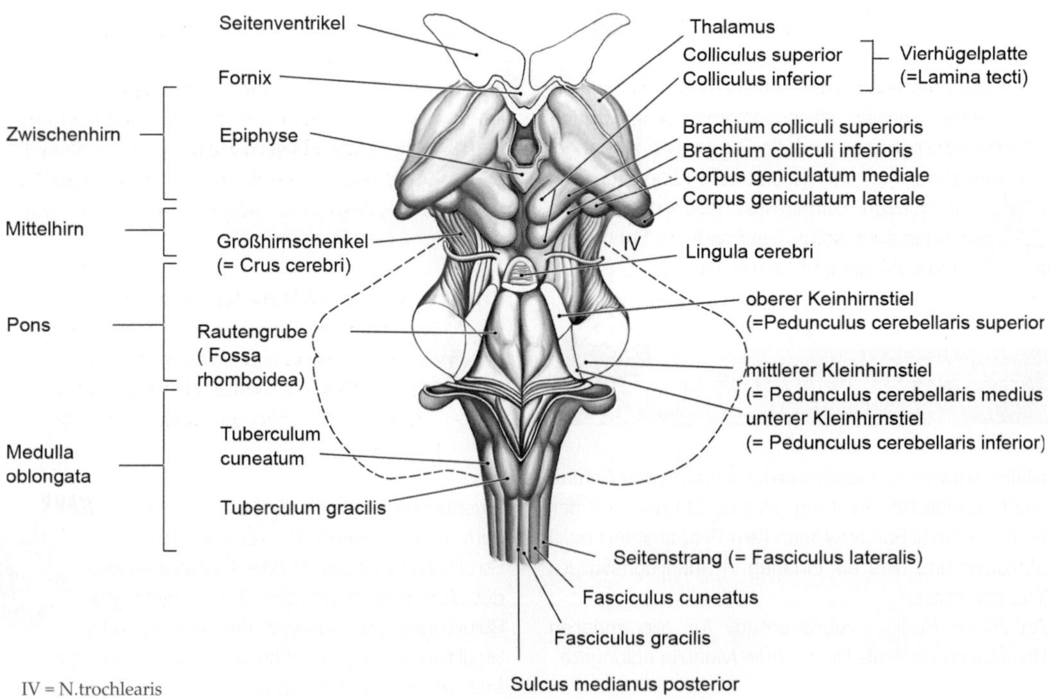

Abb. 19: Hirnstamm und Zwischenhirn von dorsocranial

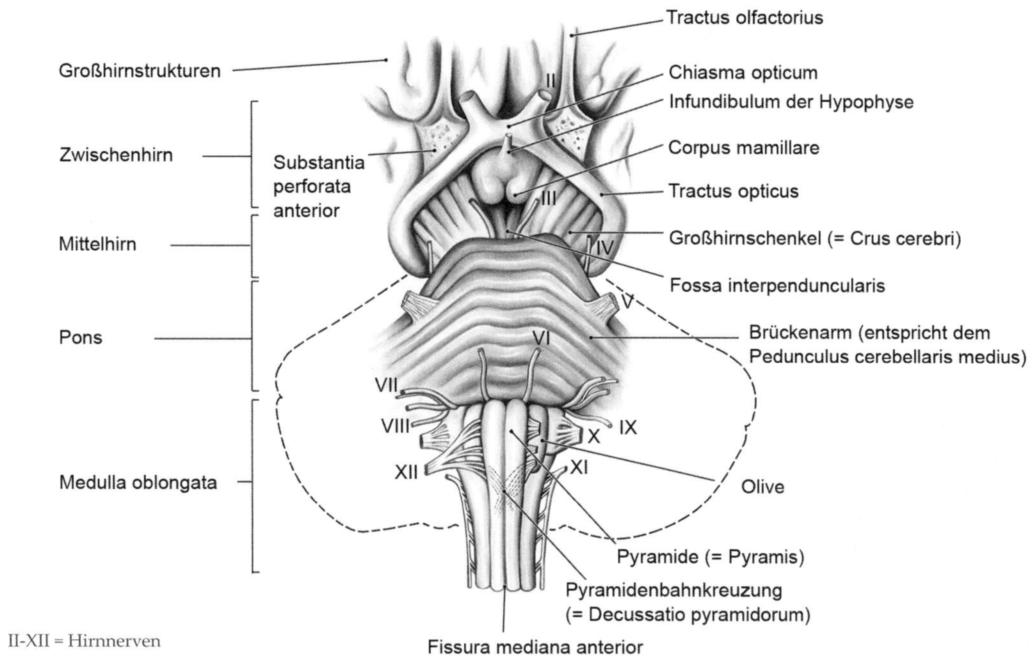

Abb. 20: Hirnstamm und Zwischenhirn von ventrobasal

6.2 Hirnnervenkerne

Die Hirnnerven wurden ja bereits in Kapitel 3, ab Seite 11 besprochen. Hier geht es deshalb nur um deren Kerngebiete.

MERKE:
Die Hirnnerven werden nach ihrem Austreten aus dem Gehirn nummeriert. Dabei beginnt die Zählung rostral am Großhirn (s. a. Abb. 20).

6.2.1 Lage der Hirnnervenkerne im Hirnstamm

Im Hirnstamm liegen die Kerngebiete der Hirnnerven III – X und XII. Die Kerne des N. olfactorius liegen an der Großhirnbasis, die des N. opticus im Zwischenhirn und die des N. accessorius im zervikalen Rückenmark.

MERKE:
Ein Hirnnerv kann mehrere Kerngebiete haben und mehrere Hirnnerven können ein Kerngebiet haben. Prinzipiell gilt: somatomotorische Kerne liegen mehr medial, somatosensible Kerne liegen mehr lateral. Viszeromotorische sowie viszerosensible Kerne liegen dazwischen.

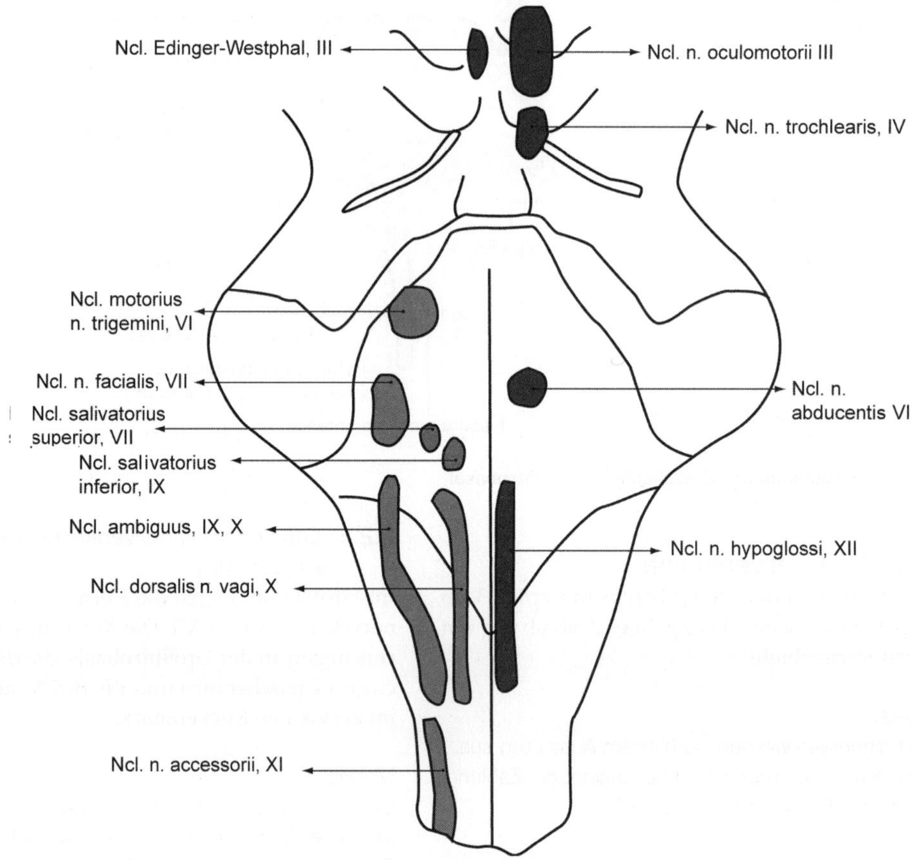

Abb. 21: Motorische Hirnnervenkerne

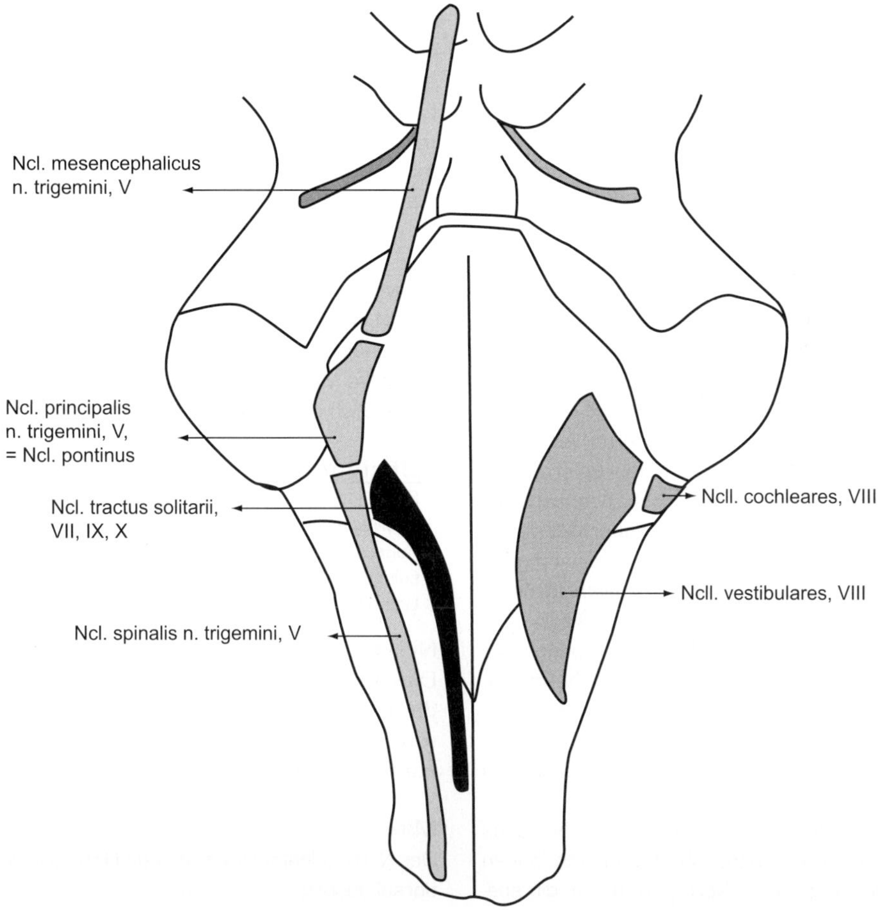

Abb. 22: Sensible Hirnnervenkerne

Puhh...
Bei den vielen Kernen und Nerven kann man ganz schön Nerven lassen. Deshalb hier mein Vorschlag, um die wichtigsten Kerngebiete strukturiert zu lernen:

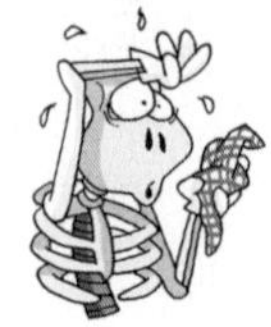

MERKE

- Die Hirnnerven 1, 2, 4, 6, 11 und 12 haben jeweils nur ein Kerngebiet. Das ist schon einmal die Hälfte aller Hirnnerven! Die Hälfte davon besitzt rein somatomotorische Fasern (= 4, 6 und 12).
- Der N. trigeminus besitzt eine Radix motoria und eine Radix sensoria. Der motorische Kern (= Ncl. motorius n. trigemini) ist relativ klein – der N. trigeminus ist in erster Linie für die Sensibilität zuständig. Dementsprechend gibt es drei sensible Kerngebiete, die vom **Rückenmark** (= Ncl. spinalis n. trigemini) über die **Pons** (= Ncl. principalis n. trigemini) bis ins **Mittelhirn** (= Ncl. mesencephalicus n. trigemini) reichen.
- Die parasympathischen Kopfganglien versorgen auch die Speicheldrüsen. Der N. facialis erhält Fasern aus dem „**oberen Speicheldrüsenkern**" (= Ncl. salivatorius superior), weil er **oberhalb** des N. glossopharyngeus liegt. Der N. glossopharyngeus erhält Fasern aus dem „**unteren Speicheldrüsenkern**", weil er **unterhalb** des N. facialis liegt.
- Um Geschmack wahrzunehmen, benötigen wir auch Nervenfasern. Diese laufen im N. facialis als Chorda tympani, im N. glossopharyngeus sowie im N. vagus. Alle drei Hirnnerven erhalten die Geschmacksfasern aus **einem Kerngebiet**, dem Ncll. tractus solitarii.
- Da der N. glossopharyngeus und der N. vagus topographisch eng benachbart verlaufen, haben sie auch gemeinsame Kerngebiete. Für die speziell-visceromotorischen Fasern ist dies der Ncl. ambiguus.
  Beide Hirnnerven haben aber auch sensible Anteile. Diese sind nicht so stark ausgeprägt wie beim N. trigeminus. Deshalb benötigen die sensiblen Anteile keine eigenen Kerngebiete (es reicht ja auch so schon!), sondern erhalten Fasern vom Ncl. spinalis n. trigemini.

Ncl. n. oculomotorii

Dieser somatomotorische Kern liegt kurz vor dem Aquädukt in Höhe der Colliculi superiores im Tegmentum mesencephali.

Übrigens...

Bei Lähmung dieses Kerngebiets steht das betroffene Auge nach lateral unten und das Augenlid hängt. Dementsprechend kommt es zu Doppelbildern. Da die beiden Oculomotorius-Kerngebiete eng beieinander liegen, treten die Symptome häufig beiderseits auf.

Ncl. accessorius n. oculomotorii (= Edinger-Westphal)

Dieser allgemein-viszeromotorische Kern führt parasympathische Fasern, die mit dem N. oculomotorius zum Auge laufen und dort die inneren Augenmuskeln (= M. ciliaris, M. sphincter pupillae) innervieren.

MERKE:

Der M. dilatator pupillae wird sympathisch aus dem Seitenhorn des oberen Thorakalmarks innerviert. Merkhilfe: Wenn dir jemand sympathisch erscheint, weiten sich deine Pupillen.

Übrigens...

Bei Ausfall des Ncl. Edinger-Westphal ist die Pupille des betroffenen Auges geweitet und das Auge ist unfähig, zu akkommodieren. Daraus resultiert eine Lichtüberempfindlichkeit sowie die Unfähigkeit, Dinge in der Nähe scharf zu sehen.

Ncl. n. trochlearis

Dieser rein somatomotorische Kern liegt in Höhe der Colliculi inferiores im Tegmentum. Die Fasern kreuzen direkt nach Verlassen des Kerns zur Gegenseite.

MERKE:

Der N. trochlearis ist der einzige Hirnnerv, der dorsal austritt.

Übrigens...

Bei Schädigung des Kerngebiets, fällt die kontralaterale Seite aus. Es kommt zu Doppelbildern, bedingt durch die Fehlstellung des Bulbus oculi (nach oben medial und Außenrotation). Häufiger ist die Schädigung des N. trochlearis. Dabei weist das ipsilaterale Auge die Fehlstellung auf.

Ncl. motorius n. trigemini

Dieser speziell-viszeromotorische Kern versorgt ausschließlich die Radix motoria des N. trigeminus. Die Fasern verlassen mit dem N. mandibularis die Schädelhöhle und innervieren die Kaumuskulatur.

Ncl. spinalis n. trigemini

Im allgemein-somatosensiblen Ncl. spinalis n. trigemini enden größtenteils Fasern der **protopathischen** Sensibilität (= Schmerz, Temperatur, grobe Berührungsempfindung) aus den Hirnnerven V, IX und X in somatotopischer Ordnung.

Ncl. principalis n. trigemini

Hier enden die Fasern für die **epikritische** Sensibilität (= feine Berührungsempfindung) des Gesichts.

Ncl. mesencephalicus n. trigemini

In diesem allgemein-somatosensiblen Kerngebiet des N. trigeminus enden die **propriozeptiven** Fasern der Kaumuskulatur.

Ncl. n. abducentis

Dieser rein somatomotorische Kern innerviert den M. rectus lateralis.

MERKE:
Damit immer beide Augen in die gleiche Richtung schauen, existiert eine Verbindung zum Ncl. n. oculomotorii, damit das kontralaterale Auge nach medial blicken kann.

Übrigens...
Bei Schädigung des Ncl. n. abducentis kommt es häufig zu einer kompletten Blicklähmung zur Seite der Schädigung.

Ncl. n. facialis

Dieser speziell-viszeromotorische Kern innerviert die Gesichtsmuskulatur. Seine Afferenzen aus dem Großhirnkortex lassen sich in zwei Teile gliedern. Ein Teil versorgt die Lidschluss- und Stirnmuskulatur, der andere Teil versorgt die restliche mimische Muskulatur.

MERKE:
Man unterscheidet zwischen zentraler und peripherer (= schlaffe Lähmung der betroffenen Seite) Fazialisparese (s. a. Kap. 3.8, S. 16 und Abb. 8, S. 17).

Ncll. tractus solitarii

Dieses sensorische Kerngebiet besteht aus mehreren Untergruppen und ist das einzige für Viszerosensibilität und **Geschmacksempfindungen**. Hier enden alle Geschmacksfasern von VII, IX und X. Ebenso enden hier Fasern aus den **Mechanorezeptoren** (vom Sinus caroticus) und **Chemorezeptoren** (vom Glomus caroticum).

Ncl. salivatorius superior

In diesem allgemein-viszeromotorischen Kern entspringen parasympathische Fasern zur Innervation der Tränen-, Nasen- Gaumen- sowie Sublingual- und Submandibulardrüsen.

MERKE:
Die parasympathischen (= allgemein-viszeromotorischen) Kerngebiete werden nicht durch den Großhirnkortex gesteuert, sondern über den Hypothalamus. Die Verbindung von Hypothalamus zum Hirnstamm erfolgt zum Großteil über den Fasciculus longitudinalis posterior.

Ncll. cochleares

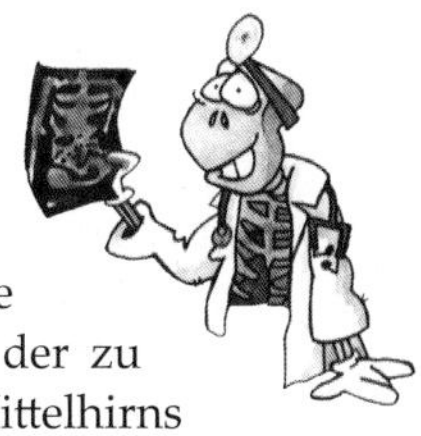

In diesen sensorischen Kerngebieten enden Fasern, die Informationen aus dem Corti-Organ leiten. Die Efferenzen dieser Kerne bilden den **Lemniscus lateralis**, der zu den Colliculi inferiores des Mittelhirns zieht.

Ncll. vestibulares

Hier enden sensorische Fasern aus den Vestibularorgangen (= Sacculus, Utriculus und Bogengänge). Efferenzen ziehen zum Thalamus, Kleinhirn, zu den Augenmuskelkernen, der Formatio reticularis und dem Rückenmark.

MERKE:
Das Vestibularorgan hat drei Aufgaben:
- Regulation der Körperhaltung,
- Raumorientierung und
- Blickstabilisierung.

Eine Störung führt daher zu
- Gleichgewichtsstörungen,
- Schwindel und
- Nystagmus.

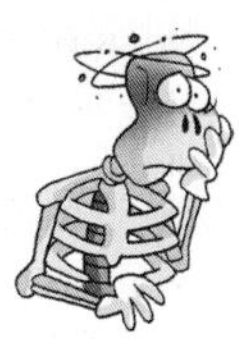

Um diesen wesentlichen Aufgaben gerecht zu werden, besitzen die Ncll. vestibulares Verbindungen zu verschiedenen Hirnstrukturen (s. Abb.23, S. 42). Besonders wichtig ist der **Tractus vestibulospinalis**. Um Fallbewegungen zu korrigieren, ist es sinnvoll, Streckbewegungen zu aktivieren und Beugebewegungen zu hemmen.

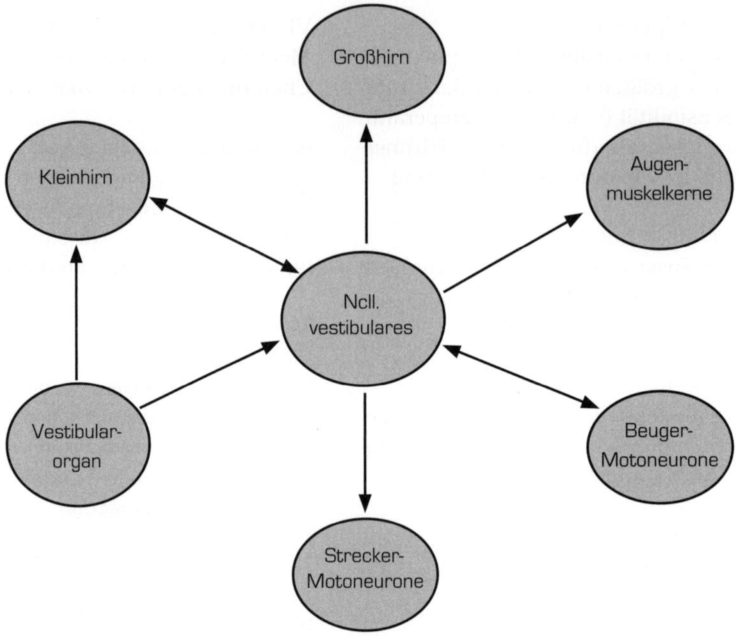

Abb. 23: Beziehungen der Ncll. vestibulares zu anderen Hirnstrukturen

Ncl. ambiguus
Dieser viszeromotorische Kern innerviert die Schlund- und Gaumenmuskulatur sowie die Kehlkopfmuskulatur.

Ncl. salivatorius inferior
Die viszeromotorischen (= parasympathischen) Fasern innverieren die Glandula parotis sekretorisch.

MERKE:
Es gibt zwei Kerngebiete für die sekretorische Innervation der Speicheldrüsen:
- Ncl. salivatorius superior (= Tränen-,Nasen-, Gaumen- sowie Sublingual- und Submandibulardrüsen)
- Ncl. salivatorius inferior (= Ohrspeicheldrüse)

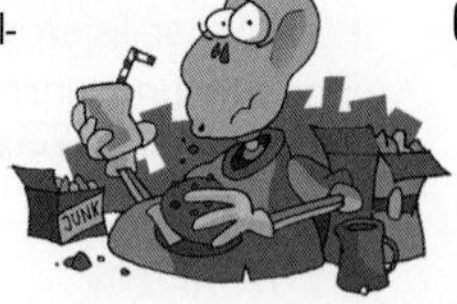

Ncl. dorsalis n. vagi
Dieser viszeromotorische Kern innerviert parasympathisch den Körper vom Hals abwärts bis zur linken Kolonflexur.

Ncl. n. accessorii
Eigentlich handelt es sich beim N. accessorius um keinen echten Hirnnerv. Er entspringt aus dem zervikalen Rückenmark und hat seinen speziell-viszeromotorischen Kern im Vorderhorn des Zervikalmarkes von C1 bis C5 liegen.

Ncl. n. hypoglossi
Der somatomotorische Kern innerviert motorisch die Zungenmuskulatur.

Merke:
Der N. hypoglossus ist der einzige Hirnnerv, der ventral der Olive austritt.

6.3 Kernkomplexe in Medulla oblongata und Pons
In Medulla oblongata und Pons liegen Kernkomplexe, die für die Feinabstimmung der Bewegung große Bedeutung haben. Die Efferenzen dieser Kerne stellen wesentliche Afferenzen des Kleinhirns dar.

6.3.1 Olivenkernkomplex
Lateral der Pyramiden liegen die Oliven mit den Olivenkernkomplexen (= Ncll. olivares inferiores), die für die Bewegungskoordination große Bedeutung haben.

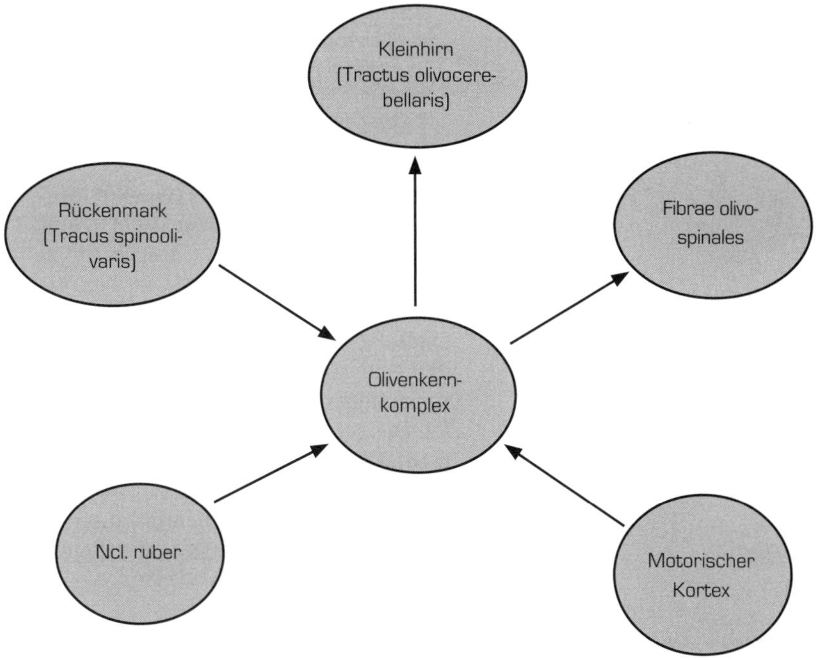

Abb. 24: Afferenzen und Efferenzen des Olivenkernkomplexes

Abbildung 24 zeigt die Afferenzen und Efferenzen des Olivenkernkomplexes. Der Tractus olivocerebellaris kreuzt zur Gegenseite, läuft durch den unteren Kleinhirnstiel in die kontralaterale Kleinhirnhälfte und endet als Kletterfasern. Die Olive spielt eine wichtige Rolle bei der **Koordination und Feinabstimmung von Präzisionsbewegungen**. Sie arbeitet eng mit dem Kleinhirn zusammen und vermittelt Impulse von Rückenmark und Großhirn sowie Ncl. ruber an das Kleinhirn.

Über einen Neuronenkreis werden Änderungen, die vom Kleinhirn initiiert werden, sofort an dieses zurückgemeldet. Damit kann schnell und effektiv der Bewegungsablauf beeinflusst werden.

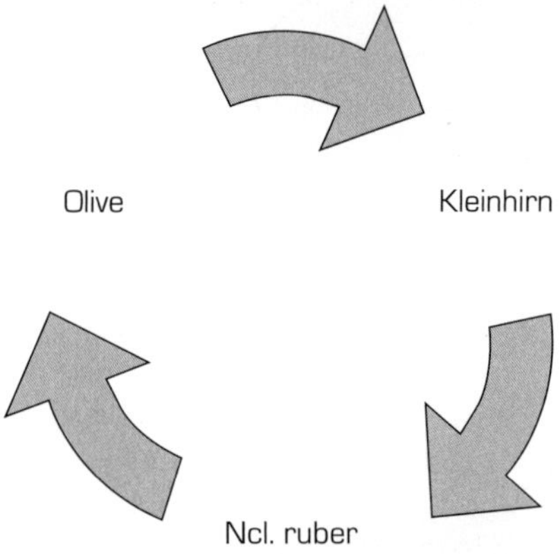

Abb. 25: Neuronenkreis Kleinhirn – Ncl. ruber – Olive - Kleinhirn

Übrigens...
Schädigungen der Olive führen zu Störungen des glatten Ablaufs von Bewegungen, Herabsetzung des Muskeltonus und gelegentlich Gang- und Standstörungen. Durch die enge Verknüpfung mit dem Kleinhirn haben sie viel mit den Störungen des Kleinhirns gemein (s. Skript Anatomie 3) .

6.3.2 Ncll. pontis (= Brückenkerne)

Die Ncll. pontis liegen weit ventral im Pons und erhalten ihre Afferenzen größtenteils über den **Tractus corticopontinus**. Nach Kreuzung zur kontralateralen Seite projizieren die Brückenkerne über den mittleren Kleinhirnstiel ins Kleinhirn.

Sie spielen eine noch wichtigere Rolle in der Funktion des Kleinhirns als die Oliven. Ihre Afferenzen erhalten die Brückenkerne vom Assoziationskortex, Impulse zur Feinabstimmung geben sie als Efferenzen an das Kleinhirn weiter.

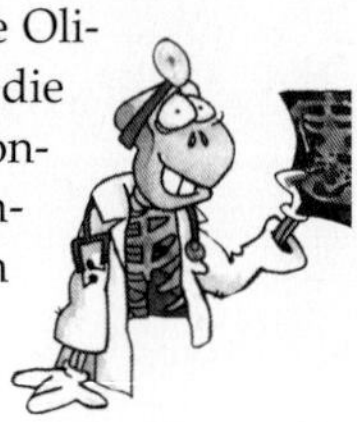

Übrigens...
Eine Schädigung der Ncll. pontis sieht klinisch häufig wie eine Schädigung des Kleinhirns selbst aus, da die Brückenkerne die wichtigste Afferenz des Kleinhirns darstellen.

6.3.3 Ncl. gracilis und Ncl. cuneatus

An der Hinterwand der Medulla oblongata liegt medial das Tuberculum gracile mit dem Ncl. gracilis. Dort wird die epikritische Afferenz von Rumpf und unterer Körperhälfte umgeschaltet. Lateral davon liegt im Tuberculum cuneatum der Ncl. cuneatus. Dort wird die epikritische Sensibilität des Arm- und Halsbereichs verschaltet. Die gemeinsame Efferenz ist der **Lemniscus medialis**. Er kreuzt in der Medulla oblongata zur Gegenseite und zieht zum kontralateralen Thalamus. Dort wird die epikritische Sensibilität auf das dritte Neuron umgeschaltet, um von dort schließlich zum somatosensiblen Kortex zu gelangen.

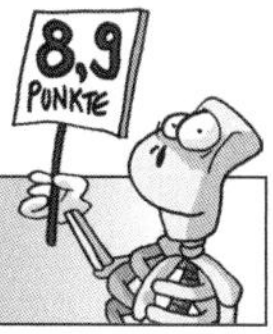

DAS BRINGT PUNKTE

Häufig waren Fragen zu den Ncll. tractus solitarii. Dazu solltet ihr unbedingt wissen, dass

- sie das einzige Zentrum für Viszerosensibilität und **Geschmacksempfindungen** über VII, IX und X sind.
- dort Fasern aus **Mechanorezeptoren** (aus dem Sinus caroticus über IX) und **Chemorezeptoren** (aus dem Glomus caroticum über IX) enden.
- dorthin über den N. vagus sensible Informationen aus Lunge, Trachea, Ösophagus und Epiglottis gelangen.

Weiterhin gern gefragt wurde zu den Hinterstrangbahnen und -kernen, dass

- der Ncl. gracilis die epikritische Afferenz von Rumpf und unterer Körperhälfte empfängt und
- der Ncl. cuneatus die epikritische Afferenz des Arm- und Halsbereichs ist.
- der **Lemniscus medialis** die gemeinsame Efferenz ist.

Wer die Makroskopie drauf hat, kann mit der Benennung von Hirnnerven und Kerngebieten auch gut punkten. Bislang wurden hier verschiedenste Bildbeilagen gebracht, auf denen ihr den Nerv erkennen solltet. Wichtig sind auch die einzelnen Informationsqualitäten und Kerngebiete.

Leider ist das auch wieder eine lern- und zeitintensive Aufgabe. Aber wenn ihr das drauf habt, könnt ihr euch die Informationsqualitäten der Hirnnerven herleiten und damit auch die Fragen problemlos lösen.

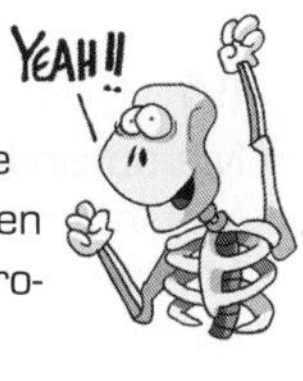

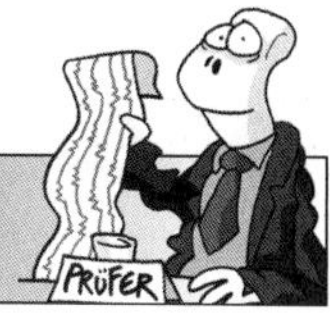

BASICS MÜNDLICHE

Welches Kerngebiet ist für die Geschmacksempfindung zuständig?
Ncll. tractus solitarii.

Kann man eine Schädigung des N. glossopharyngeus von einer Schädigung seiner Kerngebiete unterscheiden?
Periphere Schädigung: kompletter Ausfall von Sensorik, Sensibilität, Visceromotorik und Somatomotorik.
Der N. IX besitzt 4 Kerngebiete. Bei Ausfall eines Kerngebiets fällt auch nur dessen Funktion aus.

Welcher Hirnnerv ist kein echter Hirnnerv und warum?
Der N. XI. Er entspringt aus dem Ncl. accessorii im Vorderhorn des Cervicalmarks C1-C5. Lediglich seine Radix cranialis aus dem Ncl. ambiguus zieht durch das Foramen jugulare zum N. vagus.

Welche Qualität haben die am weitesten lateral/medial liegenden Hirnnervenkerne?
lateral - somatosensibel
medial - somatomotorisch

Hat jeder Hirnnerv ein eigenes Kerngebiet?
Nein! Die Hirnnerven haben verschiedene Faserqualitäten aus verschiedenen Hirnnervenkernen.

Woran kann man den Ausfall des Ncl. n. abducentis bzw. des N. abducens klinisch unterscheiden?
Kernschädigung: Koordination beider Augen gestört - Doppelbilder
periphere Schädigung: Koordination nur 1 Auges gestört - Doppelbilder

BEVOR IHR GLEICH ALLES DOPPELT SEHT,
GÖNNT EUCH EINE PAUSE...

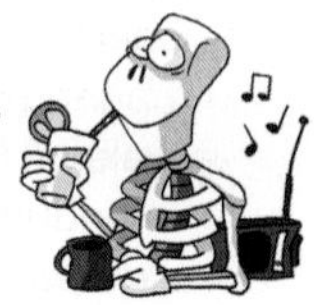

Index

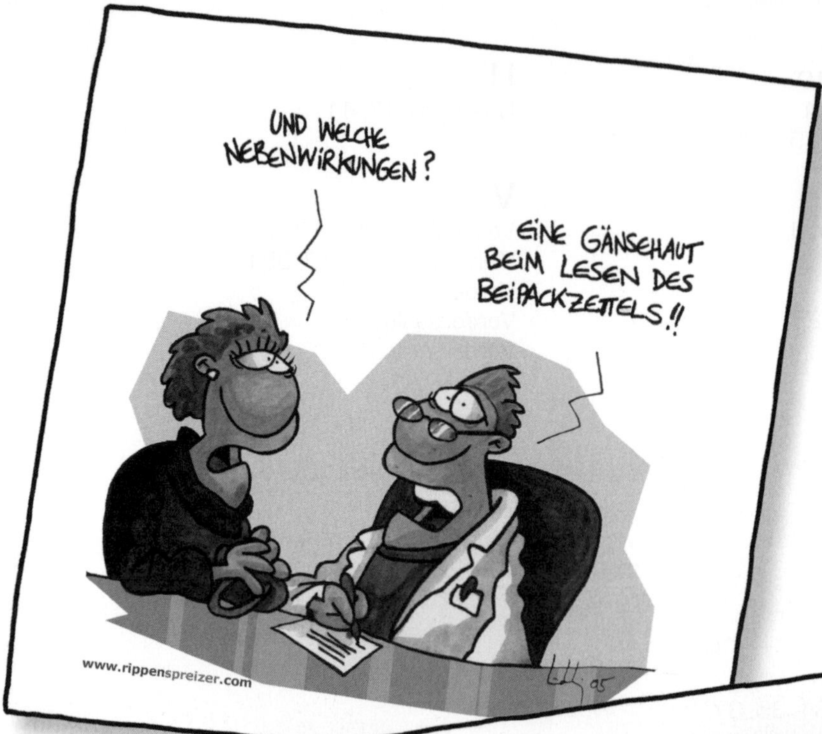
UND WELCHE NEBENWIRKUNGEN?
EINE GÄNSEHAUT BEIM LESEN DES BEIPACKZETTELS!!
www.rippenspreizer.com

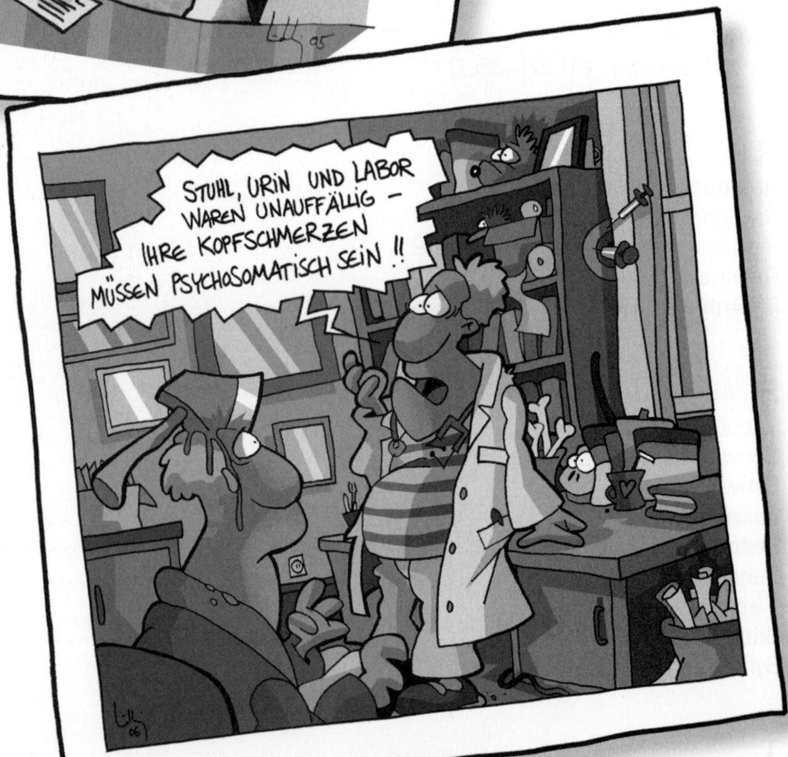
STUHL, URIN UND LABOR WAREN UNAUFFÄLLIG – IHRE KOPFSCHMERZEN MÜSSEN PSYCHOSOMATISCH SEIN!!

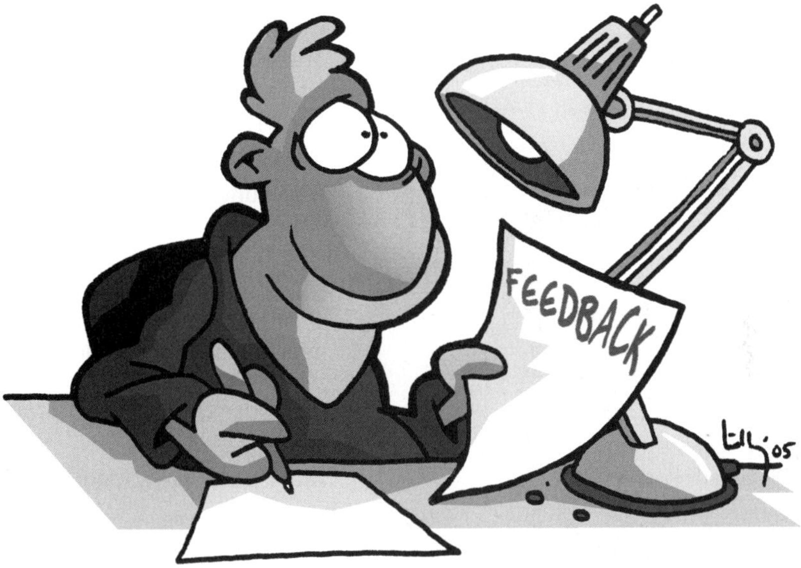

Eure Meinung ist gefragt

Unser Ziel ist es, euch ein perfektes Skript zur Verfügung zu stellen. Wir haben uns sehr bemüht, alle Inhalte korrekt zu recherchieren und alle Fehler vor Drucklegung zu finden und zu beseitigen. Aber auch wir sind nur Menschen: Möglicherweise sind uns einige Dinge entgangen. Um euch mit zukünftigen Auflagen ein optimales Skript bieten zu können, bitten wir euch um eure Mithilfe.

Sagt uns, was euch aufgefallen ist, ob wir Stolpersteine übersehen haben oder ggf. Formulierungen präzisieren sollten. Darüber hinaus freuen wir uns natürlich auch über positive Rückmeldungen aus der Leserschaft.

Eure Mithilfe ist für uns sehr wertvoll und wir möchten euer Engagement belohnen: Unter allen Rückmeldungen verlosen wir einmal im Semester Fachbücher im Wert von 250,- EUR. Die Gewinner werden auf der Webseite von MEDI-LEARN unter www.medi-learn.de bekannt gegeben.

Schickt eure Rückmeldungen einfach per Post an MEDI-LEARN, Olbrichtweg 11, 24145 Kiel oder tragt sie im Internet in ein spezielles Formular ein, das ihr unter der folgenden Internetadresse findet: www.medi-learn.de/rueckmeldungen

Vielen Dank
Euer MEDI-LEARN Team